JOSEPH ET PAULINE

OU

LETTRES SUR L'HYGIÈNE

ET

L'ÉCONOMIE DOMESTIQUE

Par le Docteur EBRARD,

EX-MÉDECIN DES HOSPICES DES ENFANTS-TROUVÉS ET DES VIEILLARDS DE BOURG ;
MEMBRE ET LAURÉAT DE PLUSIEURS ACADÉMIES ET DE PLUSIEURS
SOCIÉTÉS MÉDICALES.

**Ouvrage couronné par la Société académique de Saint-Quentin,
et imprimé à ses frais pour être répandu parmi
les classes laborieuses.**

> Ne vous lassez pas de proclamer le bien
> et l'utile, il en restera toujours quelque
> chose. FRANKLIN.

SAINT-QUENTIN.

IMPRIMERIE DE DOLOY ET TEAUZEIN, GRAND'PLACE, 21.

1853.

LETTRES SUR L'HYGIÈNE

ET

L'ÉCONOMIE DOMESTIQUE.

JOSEPH ET PAULINE

OU

LETTRES SUR L'HYGIÈNE

ET

L'ÉCONOMIE DOMESTIQUE

Par le Docteur EBRARD,

EX-MÉDECIN DES HOSPICES DES ENFANTS-TROUVÉS ET DES VIEILLARDS DE BOURG ;
MEMBRE ET LAURÉAT DE PLUSIEURS ACADÉMIES ET DE PLUSIEURS
SOCIÉTÉS MÉDICALES.

—

**Ouvrage couronné par la Société académique de Saint-Quentin,
et imprimé à ses frais pour être répandu parmi
les classes laborieuses.**

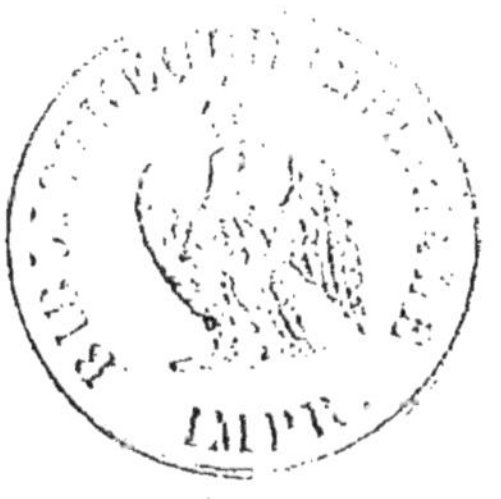

Ne vous lassez pas de proclamer le bien
et l'utile, il en restera toujours quelque
chose.　　　FRANKLIN.

SAINT-QUENTIN.

IMPRIMERIE DE DOLOY ET TEAUZEIN, GRAND'PLACE, 21.

—

1853.

JOSEPH ET PAULINE

ou

LETTRES SUR L'HYGIÈNE

ET

L'ECONOMIE DOMESTIQUE.

OUVRAGE SPÉCIALEMENT DESTINÉ AUX CLASSES LABORIEUSES.

INTRODUCTION.

« La santé c'est la force des bras, et la force des bras c'est le gagne-pain du travailleur (1). » Un ouvrier tombe-t-il malade ? son salaire cesse ; sa maladie se prolonge-t-elle ? ses ressources ne tardent pas à s'épuiser, sa femme et ses enfants, s'il est père de famille, marchent d'un pas plus ou moins rapide vers la misère.

Les maladies sont donc un grand obstacle au bien-être des classes laborieuses. Un obstacle non moins grand, c'est le manque d'ordre dans la tenue des ménages. Une

____

(1) *Entretiens de Village.*

femme *ne sait-elle pas acheter;* est-elle obligée de renouveler souvent son linge , ses meubles et ses vêtements , parce qu'elle n'en prend pas le soin convenable; fait-elle des dépenses inutiles ; l'argent manque ensuite pour le nécessaire.

Aussi, la Société Académique de Saint-Quentin a-t-elle pensé avec raison qu'elle améliorerait le sort des travailleurs , en répandant parmi eux des notions d'*hygiène et d'économie domestique.*

L'*hygiène* est la partie de la médecine qui traite de la conservation de la santé ; en indiquant les causes de la plupart des maladies, elle fait connaître les moyens de se soustraire à leur funeste influence. Elle apprend encore de quelle manière on doit élever les enfants pour les rendre sains, robustes et exempts d'infirmités.

L'*économie domestique* guide les femmes dans leurs achats, dans la tenue de leur ménage. Elle leur enseigne comment elles peuvent procurer à leur famille , aux moindres frais possibles, une nourriture saine et abondante, un chauffage suffisant ; comment il faut soigner le linge, les vêtements , les meubles , pour qu'ils aient une longue durée. Elle démontre les avantages d'une vie régulière. Elle indique aux travailleurs les ressources que présentent plusieurs institutions publiques, telles que les sociétés de secours mutuels , les salles d'asiles, les écoles gratuites , la caisse d'épargne, la caisse des retraites.....

La Société Académique de Saint-Quentin , dans le but de répandre et de vulgariser des connaissances aussi utiles, a essayé de provoquer par un concours la publication d'un *petit traité d'hygiène et d'économie domestique, spécialement destiné aux classes laborieuses.* Tout en applaudissant à ce concours, je n'aurais pas osé y prendre part, sans une circonstance des plus heureuses. Un imprimeur, auquel je donnais des soins pour des ulcères aux jambes, me demanda mon avis, lors de l'une de mes visites, sur le contenu de plusieurs lettres que son fils lui avait écrites.

Ce jeune homme, qui avait reçu quelque instruction, était infirmier ou surveillant à l'Hôtel-Dieu de Douai. — Dans cet hôpital, les infirmiers jouissent d'une considération qui devrait être attachée partout à des fonctions aussi méritoires. — Admis à un cours d'hygiène qu'un des médecins de l'hôpital faisait aux élèves en médecine, il cherchait, dans sa correspondance avec ses parents, à leur exposer les leçons qu'il croyait leur être utiles; il le faisait en termes simples et faciles à comprendre.

Sauf des lacunes peu nombreuses, ces lettres contenaient tout ce qu'il importe à un ouvrier de connaître en fait d'hygiène. La moitié de la tâche imposée par la Société Académique de Saint-Quentin était donc remplie; restait ce qui concernait l'économie domestique; mais en lisant les lettres du jeune infirmier, j'appris que sa sœur lui avait adressé plusieurs fois des conseils sur le soin de son linge et de ses vêtements. Après son mariage avec une jeune fille de Douai, elle lui avait transmis des instructions qu'elle avait reçues elle-même de sa mère en pareille circonstance sur la tenue d'un ménage. J'obtins que ces lettres me fussent communiquées; elles remplissaient le but que j'avais en vue.

Cette correspondance, dont j'ai retranché un grand nombre de passages inutiles, dont j'ai corrigé quelques erreurs et rempli les lacunes, m'a servi de base pour le petit traité que j'ai l'honneur de présenter à la Société Académique de Saint-Quentin. Puisse-t-il être accueilli favorablement ! Sans le patronage de cette Société, il serait une œuvre inutile ; publié sous ses auspices, il contribuerait, je le crois du moins, à remplir le but qu'elle a en vue : l'augmentation du bien-être des classes laborieuses.

CHAPITRE I.

—

Joseph à sa Sœur.

—

HYGIÈNE. — DE L'IVROGNERIE.

Ne sois pas fâchée, ma sœur, si, le jour de ta fête, tu n'as pas reçu une lettre de moi. Je me disposais à t'écrire, j'avais déjà la plume à la main, lorsque la cloche qui sert à appeler les infirmiers a retenti avec un bruit peu ordinaire; je me suis hâté de descendre dans les salles des malades, persuadé que quelque accident y rendait ma présence nécessaire.

Je ne m'étais pas trompé. On venait d'apporter deux hommes ivres-morts. C'étaient deux ivrognes qui avaient lutté à *qui boirait la plus grande quantité d'eau-de-vie.* Un d'eux était réellement mort; il avait été frappé par une attaque d'apoplexie foudroyante, résultat fréquent de l'abus des boissons spiritueuses. Il a laissé une veuve et deux enfants en bas âge. Je crois néanmoins qu'il a été peu regretté.

Garde-toi, ma sœur, de prendre pour mari un homme enclin à boire. Un ivrogne est le plus grand malheur d'une famille; l'argent qu'il gagne passe au cabaret; sa femme et ses enfants languissent en proie à la misère, heureux encore lorsqu'ils ne sont pas injuriés et battus.

Les infirmités atteignent de bonne heure les ivrognes; cessant avant le temps d'être propres au travail, ils deviennent tôt ou tard une charge pour leur famille. Beaucoup d'entre eux, à force de laisser leur raison au fond d'un verre, finissent par ne plus la retrouver (expression populaire) ; ils s'abrutissent ; les maisons de fous sont peuplées d'ivrognes.

Pardonne-moi ces conseils ; ils me sont inspirés par l'affection que j'ai pour toi. Embrasse mes parents et rappelle-moi au bon souvenir de mon ami Bernard.

Ton Frère,

5 Février 1851.

LETTRE II.

—

Pauline à Joseph.

—

HYGIÈNE. — DES SOCIÉTÉS DE TEMPÉRANCE. — LE GÉNÉRAL CAMBRONNE.

Mon Frère,

Ton ami Bernard vient souvent nous voir. Nos parents sont heureux d'avoir quelqu'un avec qui ils puissent causer à leur gré de leur fils absent. « Comment se fait-il, lui dis-je hier en lui parlant de ta lettre, que les tristes suites de l'ivresse ne corrigent pas les ivrognes? »

« Les buveurs, me répondit-il, se corrigent difficile-ment, surtout lorsqu'ils vivent isolés, ou bien lorsqu'ils ont de mauvaises fréquentations.

» J'ai été moi-même adonné à la boisson pendant plusieurs années. J'avais commencé à boire de loin en loin, par désœuvrement, pour faire comme les autres, et peu à peu j'en avais pris l'habitude.

.. » Un jour, dans une de ces rixes qui ont lieu souvent au café entre gens ivres, un de mes camarades fut blessé, un autre fut appelé au tribunal correctionnel et fut condamné à plusieurs jours de prison. Ces faits me firent réfléchir. Eh bien! malgré les réflexions qu'ils me suggérèrent, malgré des renvois, des aigreurs et des douleurs d'estomac, que j'attribuais non sans raison à mes excès, je n'aurais probablement pas changé de genre de vie , si vers la même époque , je ne m'étais lié avec un membre d'une Société de tempérance. Il m'engagea à rompre brusquement avec mes habitudes , et, suivant un précepte des Sociétés de tempérance , à imiter, dans mon humble position, l'exemple du général Cambronne.

» Assistant à un grand dîner chez un maréchal de France, le général Cambronne , me disait-il , ne voulut boire que de l'eau. Les vins les plus renommés, comme les liqueurs les plus vieilles, ne purent vaincre sa résistance. L'amour-propre de son hôte en fut blessé. « Vou
» driez-vous donc, maréchal , lui dit alors Cambronne ,
» que je manquasse à la parole que je vous ai donnée.
» — Comment cela ?
» — Il y a quinze ans , un sergent étant dans l'i
» vresse, frappa son capitaine. Condamné à mort par le
» conseil de guerre , il dut la vie à la bonté de son
» colonel, lequel lui fit jurer de ne jamais s'enivrer. De
» puis ce temps , il n'a bu que de l'eau. Ce sergent, c'est
» moi. Le colonel, c'est vous, maréchal. »

» Voilà bientôt quatre mois , ajouta Bernard, qu'un verre de vin, de bière ou d'eau-de-vie, n'a approché de mes lèvres. »

La franchise de Bernard, sa persévérance à suivre une sage résolution, n'ont fait que fortifier la bonne opinion que nous avions de lui. Notre père lui a fait alors obser-ver, qu'au lieu de continuer à ne boire que de l'eau, il agirait peut-être plus convenablement, aujourd'hui qu'il avait perdu depuis longtemps l'habitude de s'enivrer, en faisant usage, pendant les repas, de bière ou de cidre. Mon frère, n'est-ce pas là aussi ton avis?

Adieu!   Ta Sœur dévouée,

LETTRE III.

—

Joseph à Pauline.

—

HYGIÈNE. — DU COUP DU MATIN. — DES BOISSONS FERMEN-TÉES. — CARACTÈRES DE LA BONNE EAU. — DES ROBINETS EN CUIVRE, ETC.

Je partage, ma sœur, les avis de notre père.

L'abus des boissons fermentées est, sans aucun doute, cent fois plus funeste que l'abstinence complète, mais on ne saurait contester que leur usage modéré ne soit géné-ralement très-salutaire. Buvez aux repas et avec modé-ration; les boissons fermentées augmentent la vigueur de tous les organes; elles facilitent la digestion; elles déter-minent cette vivacité dans les mouvements, cette ardeur au travail que l'on observe rarement chez les buveurs d'eau. Elles fortifient contre le froid, contre les trop grandes chaleurs; dans les pays humides et marécageux, elles aident notre corps à résister aux causes productrices de la fièvre intermittente.

Je viens, ma sœur, de te parler tout-à-fait en docteur; ne t'en étonne pas; mes paroles ne sont que la reproduc-duction d'une leçon d'hygiène faite cette semaine, aux élèves de l'hôpital, par un des médecins. Je te ferai part de toute la partie de son discours qui est relative aux boissons.

Le vin est la première des boissons fermentées ; vien-nent ensuite, par ordre de mérite, la bière, le cidre, le kvass ; puis les piquettes de sorbes, de genièvre, de poires, etc.

Les cultivateurs et les ouvriers qui ne sont point à même de se procurer de la bière, du cidre ou de la pi-quette, font très-bien, lorsqu'ils sont livrés à des travaux pénibles, de mêler un peu d'eau-de-vie à leur eau. Ainsi employée, l'eau-de-vie facilite la digestion, elle diminue les sueurs si débilitantes de l'été ; seulement ils ne doivent en mettre qu'une petite quantité, un verre à liqueur pour un litre d'eau. Bue seule, l'eau-de-vie est pernicieuse ; elle a plus contribué que les armes à feu, à la destruction des sauvages de l'Amérique du Nord, les-quels l'appelaient la liqueur de feu. « L'eau-de-vie a un nom trompeur, a dit Simon de Nantua, car elle a fait périr bien des gens. »

Pour que l'action nuisible des boissons fermentées se manifeste, il n'est pas besoin qu'on en boive de manière à en perdre la raison, il suffit qu'on en fasse usage sans modération, ou hors des repas. Ainsi, il est des ouvriers qui, dans l'intention de *se donner du cœur à l'ouvrage*, boivent de l'eau-de-vie le matin à jeûn ; ils ne s'enivrent pas , et cependant les amateurs *du coup du matin* ont presque tous des renvois , des aigreurs , etc.

Le plus grand nombre d'ailleurs se laissant aller à l'attrait des liqueurs fortes, s'y abandonnent tôt ou tard sans réserve ; ils prennent d'abord un petit verre d'eau-de-vie chaque matin ; ils en doublent ensuite la dose , c'est-à-dire qu'ils en prennent un petit verre le matin, et autant vers midi ; ils en restent à ce taux un ou deux ans, puis ils en boivent régulièrement le matin , à midi et le soir. Bientôt ils en prennent à toute heure et de la plus forte. Quand ils en sont arrivés là , il y a certitude qu'ils ont tout au plus six mois à vivre ; ils maigrissent, la fièvre les prend, ils vont à l'hôpital et on ne les revoit plus.

« Il est convenable, même durant les repas, d'ajouter de l'eau au vin, au cidre ou à la bière forte. Les personnes d'un tempérament sanguin ou bilieux, celles qui mangent beaucoup de viande, ou qui travaillent beaucoup plus de la tête que des bras, se trouvent bien de faire peu d'usage des boissons fermentées ; elles peuvent, sans inconvénient, s'en abstenir entièrement.

» Il importe alors qu'elles boivent de la bonne eau, de l'eau claire, limpide, n'ayant ni goût ni odeur, cuisant bien les légumes et dissolvant le savon. Quand l'eau est dépourvue de quelqu'une de ces qualités, il faut la filtrer. »

Tu n'as pas oublié, ma sœur, l'indigestion que t'a valu du cidre nouveau. Le vin doux, la bière trop fraîche, produisent les mêmes effets. Le vin, le cidre même, n'acquièrent toutes leurs qualités qu'en vieillissant. L'excellence du vin bouché ou du cidre en bouteille n'est-elle pas proverbiale?

Les boissons fermentées s'altèrent dans un tonneau

demeurant trop longtemps en partie vide; le cidre devient plat, la bière et le vin s'aigrissent, ils cessent d'être salutaires. Dans tous les ménages où la consommation est peu abondante, l'usage de tirer au tonneau à mesure des besoins est nuisible. La dépense qu'entraîne la mise en cruches ou en bouteilles, est amplement compensée par la meilleure qualité des boissons.

Lorsque l'on tire chaque jour au tonneau, il faut se garder d'employer des robinets en cuivre; les gouttes de vin, de cidre, de bière qui s'arrêtent dans l'intérieur de ces robinets, forment du vert de gris, et le premier jet de liquide qui s'échappe lorsqu'on veut remplir une bouteille, contient toujours une certaine quantité de cette substance vénéneuse.

Si j'ai consacré quatre grandes pages à te répéter ces préceptes arides, ne crois pas, ma chère sœur, qu'aucune parole d'affection ne se soit présentée sous ma plume; loin de là! Mais il m'a paru que plusieurs de ces préceptes seraient utilement mis en pratique dans notre famille.

Tout à toi.

LETTRE IV.

—

Pauline à Joseph.

—

ÉCONOMIE DOMESTIQUE. — CONSEILS A UN JEUNE HOMME SUR LE SOIN DU LINGE ET DES VÊTEMENTS.

Nous venons de faire la lessive; ma mère n'a pas plié

une demi-douzaine de chemises, sans gémir sur le triste sort qui, à son avis, est réservé à ton linge. Ces garçons sont si peu soigneux! Elle m'a chargée pour toi de toutes sortes de recommandations.

« Écris-lui bien, m'a-t-elle dit, de quitter ses bas et ses chemises dès le moindre trou, dès la moindre déchirure; les raccommoder sera alors l'affaire de quelques minutes. Quand on continue à porter le linge troué et déchiré, les trous et les déchirures augmentent en peu de jours, et ensuite il faut des heures pour remettre les choses en bon état.

» S'il achète des bas, qu'il n'oublie pas de les faire *renter*, c'est-à-dire d'en faire doubler les talons; ils s'useront une fois moins vite.

» Qu'il continue de changer de chemise chaque soir; le col et les manches de la chemise de jour, conservent plus longtemps leur forme et leur propreté.

» Qu'il place son linge sale sur une perche et à l'air. Dans le cas où il n'aurait pas un lieu convenable, qu'il le laisse un moment sécher avant de le serrer. Qu'il ait soin de le tenir à l'abri des rats, et de le mettre, crainte qu'il ne pourrisse, dans une armoire non humide.

» Qu'il évite de jamais se servir, en guise d'essuie-mains ou de torchons, de ses mouchoirs ou d'autres pièces de linge fin. Qu'il évite de beaucoup les salir; plus le linge est sale, plus on a besoin de le frotter pour le rendre blanc; et de nombreux frottements l'usent davantage.

» Qu'il ne prenne pas une blanchisseuse au hasard, sans avoir recueilli des renseignements sur sa manière de ménager le linge qui lui est confié; car il est des blanchisseuses qui brûlent le linge, en mettant trop de cendre à la lessive, ou en employant une trop grande quantité d'eau de javelle. Qu'il garde toujours une note des objets qu'il lui remettra. »

Ma mère te recommande encore de brosser chaque matin tes vêtements, et de ne jamais les serrer sans les avoir nettoyés. Tu ne saurais croire combien cette précaution les conserve.

Tu quitteras bientôt tes habillements de drap; enveloppe-les dans un linge pour les préserver de la poussière et des teignes; ces insectes rongeurs sont surtout nombreux aux mois de juin, juillet et août. Il faut à cette époque, exposer de temps en temps au grand air les étoffes en laine ou en soie, et les battre à la baguette.

Si tu te fais faire une veste ou une redingote, exige du tailleur un morceau d'étoffe suffisant pour pouvoir plus tard en changer les parements et le collet. Ces parties sont les premières à s'user, à se couvrir de taches. En les renouvelant, on prolonge de beaucoup la durée d'un vêtement.

Choisis, quand tu achèteras un vêtement, une étoffe bonne et solide. C'est surtout relativement aux étoffes, qu'il est économique de payer plus cher, quand ce que l'on achète est de bonne qualité.

Rien de nouveau dans notre famille.

Adieu! mon frère.

LETTRE V.

Bernard à Joseph.

ÉCONOMIE. — LES PRÉLIMINAIRES D'UN MARIAGE.

Mon cher Joseph,

La première fois que je vis ta sœur, sa tenue décente et modeste, autant que ses agréments extérieurs, firent sur moi grande impression. Cette impression n'aurait été que passagère, si je n'avais été à même plus tard d'apprécier ses sentiments religieux, sa sollicitude pour ses parents, son esprit d'ordre, ses habitudes laborieuses....

Ses excellentes qualités me donnèrent la pensée que je trouverais en elle ce que nous devons demander au mariage, une compagne en qui nous puissions avoir toute confiance, une amie qui s'associe à notre vie de travail, qui nous soutienne par ses conseils, qui nous soigne dans les maladies, une femme enfin capable de faire un jour une bonne mère de famille.

Je résolus dès lors de me rendre digne de son estime et de son affection. J'étais tant soit peu dissipateur, je me corrigeai. Le temps que je passais autrefois au café, je le consacrai à des lectures instructives; l'argent que je dépensais follement, je le mis à la caisse d'épargne en vue d'un meilleur emploi. Je ne me faisais pas grand scrupule de manquer à l'atelier; aussi quand l'ouvrage chômait, étais-je un des premiers laissés sans travail; aujourd'hui je suis renommé pour mon exactitude.

Si je n'avais écouté que l'impulsion de mon cœur,
j'aurais, il y a longtemps, demandé la main de ta sœur.
Mais je ne pouvais lui offrir une position assurée ; les
avances qui m'auraient été faites par mon père auraient
été aborbées par les frais inséparables de tout mariage ;
par l'achat de ces mille petites choses nécessaires dans
un ménage ; et si les affaires avaient été en souffrance,
nous aurions pu être réduits à une grande gêne. Aujour-
d'hui, je n'ai plus les mêmes craintes. Mon patron se
retire et me cède son commerce avec de grandes facilités
pour le paiement. Mes économies seront dès lors plus
que suffisantes pour me former le *fond de roulement*, sans
lequel il est difficile de faire de bonnes affaires. Je recueille ainsi le fruit de ma conduite régulière.

J'ai fait part de mes vœux à mon père ; il les approuve ;
il m'a envoyé une lettre pour tes parents, je n'ai pas
voulu la leur remettre sans t'en prévenir. J'ai pensé
que notre demande serait plus sûrement agréée, si ton
amitié nous venait en aide.

Ton ami dévoué.

LETTRE VI.

—

Joseph à Bernard.

—

HYGIÈNE. — DU MARIAGE.

Mon cher Bernard,

J'applaudis à ton intention de te marier. Le mariage
nous permet de donner une satisfaction légitime au besoin
d'aimer que Dieu a mis dans notre cœur.

Tu as agi sagement en attendant jusqu'à ce jour, non seulement parce que tu auras à offrir à celle dont tu veux faire ta femme une position plus sûre, mais encore parce que ma sœur n'ayant point, lorsque tu l'as connue, atteint toute sa croissance, aurait probablement été éprouvée par les fatigues qu'entraînent les devoirs de la maternité.

La loi permet aux jeunes filles de se marier à l'âge de quinze ans, aux garçons à l'âge de dix-huit. Cet âge est beaucoup trop précoce, surtout pour nous ouvriers, dont les travaux demandent de la force. Les jeunes filles ou les jeunes gens qui se marient avant leur entier développement, avant dix-huit à vingt ans pour les premières, avant vingt-deux ou vingt-cinq ans pour les seconds, ont des enfants faibles et débiles.

De même que les vieillards, les gens âgés, ceux dont le corps a été usé par le libertinage, ne peuvent transmettre à des enfants la force qu'ils n'ont plus, de même des époux trop jeunes ne peuvent leur transmettre celle qu'ils n'ont pas encore.

Je fais des vœux pour que ta demande soit favorablement accueillie; c'est dans ce sens que j'écris à mon père. Aie donc bonne espérance.

Tout à toi.

LETTRE VII.

—

Joseph à son Père.

—

HYGIÈNE. — DU MARIAGE.

Mes chers parents,

Bernard m'a prié d'appuyer auprès de vous la démarche faite par son père. Je me rends à son désir avec d'autant plus d'empressement, que l'union qu'il sollicite fera, j'en suis persuadé, le bonheur de ma sœur.

Vous m'avez appris qu'un jeune homme beaucoup plus riche avait fait la même demande; mais une de ses sœurs est morte de la phthisie pulmonaire, et lui-même, au dire général, a la poitrine délicate. Or, vous n'ignorez pas que le mariage est contraire aux personnes qui sont attaquées ou menacées d'une maladie de la poitrine, de même qu'il aggrave l'état de celles qui sont épileptiques. En outre, la prédisposition au *mal de poitrine* comme celle au *mal caduc* ou à la folie se transmet des parents aux enfants. Ma bonne sœur serait peut-être garde-malade toute sa vie.

Bernard, au contraire, est plein de vigueur et de santé. Il a été pendant quelque temps un peu dissipateur, mais il n'a jamais été libertin; il est devenu un ouvrier habile, exact et laborieux. C'est, je vous l'assure, un très-honnête garçon. S'il plait à ma sœur, et j'ai quelques raisons de croire qu'il en est ainsi, je pense que vous devrez l'accepter pour gendre. Je livre ces considérations à votre

appréciation , m'en rapportant pleinement à votre ten-
dresse et à votre jugement.

Recevez les embrassements de votre fils respectueux.

LETTRE VIII (1).

—

Bernard à Joseph.

—

ÉCONOMIE DOMESTIQUE. — LES FRAIS DE NOCES.

Mon cher Joseph ,

Nous avons vivement regretté que tu n'aies pu venir
assister à notre mariage; ta présence a manqué à notre
bonheur.

Nos noces ont été très-simples ; le garçon et la fille
d'honneur, mon patron , ton oncle et mon frère , ont été
nos seuls témoins et nos seuls convives. Après la céré-
monie religieuse, nous avons dîné chez tes parents.

Je voulais, pour éviter de l'embarras à ta mère, faire
ce repas chez le restaurateur. Elle s'y est opposée :
« Laissez-donc, m'a-t-elle dit , vous dépenseriez bien
davantage; ne faudrait-il pas payer le luxe des salons? N'y
aurait-il pas et les vins et les mets d'*extra?* L'argent que
vous dépenseriez inutilement à votre noce vous ferait
défaut ensuite pour les choses du ménage. » Paroles

______

(1) J'ai retranché ici plusieurs lettres qui ont précédé le mariage
de Bernard.

sages dont je ne devais pas tarder à reconnaître l'à-propos.

Le soir, quelques-uns de mes compagnons d'atelier et plusieurs amies de ta sœur sont venus se joindre à nous ; nous avons dansé quelques quadrilles ; à onze heures tout était fini. Ton oncle et mon patron nous ont invités pour le lendemain et pour le mercredi suivant ; mais nous avons préféré nous mettre de suite au travail. Quand on a pris des habitudes de dissipation, il en coûte ensuite de revenir à une vie laborieuse et rangée, et puis il aurait fallu que la mariée fît chaque jour de nouveaux frais de toilette.

Avant mon mariage, au lieu d'acheter moi-même les cadeaux de noces (étant d'une ignorance profonde en ce qui concerne les étoffes, je m'en serais mal tiré), j'ai donné une bourse à ta mère. Je n'ai eu qu'à me louer de cette mesure. La toilette de ta sœur était certes très convenable, mais elle était sans profusion de choses futiles. J'ai vu ensuite avec plaisir que sa garde-robe ne regorgeait pas de tulles, de rubans, de dentelles et d'autres surperfluités, mais qu'elle était amplement fournie de très-beau et très-bon linge ; la solidité n'avait été sacrifiée nulle part au vain désir de paraître.

Je te disais tout-à-l'heure que j'avais été à même de reconnaître l'opportunité des vues économiques de ta mère. Tu connais l'atelier de mon patron ; sa femme se tenait habituellement pendant le jour et ils passaient tous deux la nuit dans un arrière-magasin mal éclairé et tant soit peu humide. J'ai loué, pour y coucher, une chambre au deuxième étage de la maison, et mon intention est d'employer le restant de l'argent que je croyais devoir être absorbé par mes frais de noces, à rendre mon arrière-magasin propre, bien éclairé et salubre. Ainsi, en limitant les dépenses d'un seul jour, je me serai procuré pour plusieurs années, les avantages d'un intérieur confortable. Quand le propriétaire aura consenti à participer aux frais de ces réparations, je te demanderai des conseils sur les moyens à mettre en usage.

J'aurai recours encore, sous un autre rapport, à tes bons offices. J'aime la lecture, mais je ne lis jamais de romans, ces livres qui faussent l'esprit et corrompent le cœur, qui, ouvrant à nos pensées un monde imaginaire, nous font prendre en dégoût les réalités de notre position. Je préfère les ouvrages qui instruisent, les traités d'histoire, les relations de voyage, les manuels sur les arts et métiers. J'ai essayé plusieurs fois de lire des ouvrages d'hygiène, mais une foule de mots empruntés à la médecine m'ont toujours empêché de les comprendre. Les préceptes hygiéniques que renferment plusieurs de tes lettres à ma femme, sont au contraire très-intelligibles pour moi; tu me ferais plaisir en les continuant. Tu nous dois cette compensation, puisque le désir de ne perdre aucune des leçons faites à l'hopital, t'a empêché de venir assister à notre mariage.

Nous t'embrassons de cœur.

LETTRE IX.

—

Joseph à Pauline.

—

HYGIÈNE ET ÉCONOMIE DOMESTIQUE. — DES TRISTES RÉSULTATS D'UNE ALIMENTATION INSUFFISANTE. — DES DIFFÉRENTES ESPÈCES DE PAIN. — DU PAIN MAL CUIT OU MOISI.

Ma chère Sœur,

Ton mari a été au devant de mes désirs. On aime à communiquer ce que l'on sait, ce que l'on croit utile; et à qui plus volontiers qu'à vous ferais-je part des renseignements que je recueille ici?

Le médecin de l'hopital vient de faire plusieurs leçons sur l'alimentation et sur les aliments; c'est à toi que j'en adresserai le compte-rendu, car c'est aux femmes qu'est confié, dans les ménages, le soin de choisir et d'acheter les aliments, et de décider leur mode de préparation. Tu n'a jamais eu l'idée, n'est-ce pas, qu'il importait au bien-être des familles que, pour remplir des fonctions aussi simples en apparence, les femmes eussent des notions d'hygiène? Rien n'est cependant plus vrai. Tu vas en juger.

A quoi servent les aliments? Ils servent chez l'enfant à fournir les matériaux de sa croissance; ils servent chez l'homme adulte à réparer les pertes du corps, à entretenir ses forces. Faute d'une alimentation convenable et suffisante, l'enfant reste petit et malingre; l'homme maigrit et devient faible. Or, une partie de l'hygiène a justement pour objet de faire connaître quels sont les aliments qui contiennent, à volume égal, la plus grande quantité de sucs nourriciers, d'éléments réparateurs; quels sont les mets et les apprêts les plus salutaires. *Foin ou paille, qu'importe, pourvu que le ventre s'emplisse,* est un axiome des plus menteurs. Le travailleur qui mange de bon pain, dont les repas se composent de viande et de légumes bien assaisonnés, est plus fort, plus actif au travail, jouit d'une santé généralement meilleure que celui qui fait uniquement usage de mauvais pain, de légumes fades et aqueux.

Le pain étant l'aliment le plus nécessaire à l'homme, le professeur nous en a entretenus tout d'abord.

Le meilleur pain est celui de froment; il est plus nourrissant qu'aucun autre.

Le pain de seigle est d'une qualité inférieure à celle du pain de froment; il forme néanmoins un bon aliment lorsqu'il a été fait avec soin. Il se conserve frais très-longtemps, avantage précieux pour les cultivateurs qui ne font du pain qu'à des intervalles éloignés.

La farine d'orge coûte beaucoup moins cher que celles de froment et de seigle, mais employée seule elle produit un pain dur et sec. Mélangée à ces farines, elle donne un pain bon et économique.

Ajoutées en grande quantité aux farines de froment et de seigle, celles de fèves et de haricots rendent le pain lourd, sec et désagréable; *elles l'empêchent de tremper à la soupe.* Cette addition n'a pas le même inconvénient et procure un grand avantage lorsqu'elle n'est faite que dans la proportion d'un huitième ; sept kilogrammes de arine de froment et un kilogramme de farine de fèves, donnent un pain plus volumineux , plus nourrissant et par conséquent moins coûteux que ne le feraient huit kilogrammes de la première.

Chez nos parents , on ne mange jamais que du pain de froment ; j'ai cru pourtant devoir te parler de ces mélanges, parce que leur emploi pourrait devenir opportun, s'il survenait une année de disette comme celle de 1847. Ces mélanges sont très-usités dans les campagnes.

Dans les villes, l'usage de prendre le pain chez le boulanger, s'étend chaque jour davantage. En le faisant chez soi , on n'est pas aussi certain d'avoir toujours de beau pain. C'est, d'autre part , un rude travail que de pétrir la pâte et , tout calcul fait , on ne réalise pas une grande économie.

Il en est tout autrement pour les gens de la campagne qui ont les grains sous la main, qui n'ont à payer ni droits de mesurage ni frais de transport. Malheureusement, leurs ménagères , par une économie mal entendue , n'en pétrissent pas assez la pâte et ne la laissent pas assez longtemps au four. « Lorsque le pain est bien fait , disent-elles , on en mange davantage et le pain très-cuit *ne tient pas aussi longtemps au corps.* » Le pain lourd et mal fait rassasie plus promptement , il apaise plus longtemps la faim, cela est vrai, mais il rend plus lourd, plus lent , il ne donne pas autant de force, de vigueur, d'ardeur pour le travail ; il rend sujet au *fer chaud* (douleurs brûlantes de l'estomac) et aux coliques. Il y a donc plus que compensation. Le cultivateur fait croître le blé à la sueur de son front ; qu'à défaut de la poule au pot rêvée par Henri IV, il ait au moins de bon pain.

Ajouter à la farine de seigle ou de froment des pommes de terre rapées, des pommes de terre cuites et écrasées , c'est se donner beaucoup de peine pour peu de profit ; autant vaut manger la pomme de terre *à la main.* Une économie plus réelle et n'ayant aucun inconvénient, c'est celle qui consiste à ne pas faire usage du pain avant qu'il soit *rassis.*

On ne doit manger ou serrer le pain que lorsqu'il est entièrement refroidi. Mangé tout chaud, le pain donne lieu aux indigestions, aux *gonflements* de l'estomac. Serré encore chaud, renfermé dans une armoire humide, il moisit. Le pain moisi est aussi malsain que la viande corrompue. Quand on s'aperçoit de la moisissure, on peut l'arrêter en coupant le pain par tranches et en le faisant sécher.

Le pain doit être conservé dans un lieu très-sec ; il en est de même de la farine. Exposée à l'humidité, la farine se pelotonne, s'altère promptement ; elle répand une odeur pénétrante ; elle devient d'un emploi nuisible.

Je ne veux pas, ma sœur, mettre ton attention à une plus longue épreuve.

Adieu !

LETTRE X.

—

Joseph à sa Sœur.

—

HYGIÈNE ET ÉCONOMIE DOMESTIQUE. — DES VIANDES ET DES LÉGUMES.

A huit heures du soir tout est tranquille à l'hopital. Retiré alors dans ma chambre, je choisis entre les notes que j'ai recueillies au cours d'hygiène, celles que je te destine. Cette occupation est pour moi un plaisir; t'écrire, n'est-ce pas en quelque sorte m'entretenir avec toi?

Je te parlerai aujourd'hui des qualités nutritives de la viande et des légumes.

Se convertissant presque entièrement en notre propre substance, par cela même qu'elle lui est semblable, la chair des animaux est l'aliment le plus nourrissant. Elle est plus apte que les grains et les légumes à augmenter les forces de l'homme, à le soutenir pendant les travaux pénibles. Aux forges du Creuzot, on employait en même temps des ouvriers anglais et des ouvriers français. Les premiers faisaient beaucoup plus d'ouvrage que les derniers; on attribua cette différence à ce que les ouvriers anglais mangeaient une grande quantité de viande, tandis que les ouvriers français ne se nourrissaient que de légumes. On soumit ceux-ci à la même alimentation, et aussitôt on vit presque disparaître l'infériorité dont ils souffraient dans leurs intérêts et dans leur amour-propre.

Toutes les viandes ne possèdent pas la même quantité de principes nutritifs. La viande de grenouilles, de *jeunes* poulets est très-douce, mais peu nutritive. Elle convient aux malades.

Le poulet, le veau et les poissons frais fournissent un aliment plus nourrissant que les végétaux et sont d'une digestion plus facile. Ce sont les premières viandes dont on doit permettre l'usage aux jeunes enfants (sauf les poissons à raison des arêtes) et aux convalescents. Il est cependant des estomacs qui ne supportent pas la chair de veau ; lorsque l'animal a été tué avant d'être âgé de trois semaines, elle est peu nutritive et elle donne des coliques.

Les viandes de bœuf et de mouton sont très-nourrissantes.

Le pigeon, le canard, l'oie, le lièvre, le porc donnent les viandes les plus riches en principes nutritifs. La dernière est d'une digestion lente ; elle convient aux estomacs robustes, aux personnes qui travaillent en plein air.

Salée ou fumée, elle devient plus digestible, mais elle est alors très-excitante. On doit n'en manger qu'avec modération. Beaucoup de ménagères, par économie de temps ou de combustible, ont souvent recours à la charcuterie. Il est bon que je t'en avertisse, son usage continuel ou trop fréquent, peut amener, surtout pendant l'été, l'inflammation des intestins et l'apparition des dartres. Tu as entendu parler de l'horreur des juifs pour la viande de porc ; elle leur a été interdite par leur premier législateur, par Moïse, parce que dans le pays qu'ils habitaient, pays dont le climat est très-chaud, on avait observé qu'elle produisait la lèpre.

Cuite avec les viandes fades, telles que celles de veau ou de poisson, avec les légumes aqueux, tels que les choux, la charcuterie leur communique son goût savoureux, ses propriétés fortifiantes et perd elle-même ce qu'elle a de trop excitant.

Les légumes qui se rapprochent le plus de la chair des animaux par leurs propriétés alimentaires sont les fèves, les haricots, les lentilles et les pois, autrement dits les légumes secs. Ce sont les plus propres, du moins quand on les digère facilement, à entretenir les forces et l'embonpoint. Ils pèsent sur l'estomac de beaucoup de personnes, surtout lorsqu'ils n'ont pas été mondés de leur écorce, c'est-à-dire réduits en purée.

Mangés verts, ces légumes sont moins durs, moins indigestes, mais alors ils sont aussi moins substantiels.

Après les légumes secs, le végétal qui contient le plus d'éléments de nutrition est la pomme de terre, laquelle est si farineuse, si excellente, quand elle a été récoltée à sa maturité et dans un terrain sec et sablonneux.

Je citerai ensuite le céleri, l'artichaut, le topinambour, la *courge-marron* et le chou. Ce dernier détermine parfois des renvois et des coliques venteuses. Converti en *chou-croute*, il est stomachique et fortifiant; *il est de garde.*

L'extrémité fleurie du chou-fleur, le navet noir, les côtes de bette, les asperges, la *courge-melon,* les épinards, l'oseille, la laitue et la chicorée (ces trois derniers légumes étant accommodés comme les épinards), sont doués de propriétés nutritives moindres que celles des légumes qui précèdent, mais ils sont d'une digestion plus facile. La chicorée est légèrement tonique.

Le poireau et la carotte, mélés à d'autres substances

alimentaires , leur prêtent une saveur agréable. Isolés, ils n'ont aucune propriété qui en recommande l'usage.

Les concombres et les raves sont des aliments aqueux, presque sans aucune qualité. La betterave n'a pas une valeur beaucoup plus grande.

Le mode d'apprêt que l'on fait subir à un aliment , modifie ses propriétés..... Mais j'ai beau écrire fin et serrer mes lignes, je m'aperçois que, si je continue, tu auras à payer double port.

Adieu, ma sœur.

LETTRE XI.

—

Pauline à Joseph.

—

ÉCONOMIE DOMESTIQUE. — DU CHOIX ET DE LA CONSERVATION DES VIANDES.

Dimanche, mon père et ma mère sont venus partager notre dîner; ta lettre est arrivée au moment où nous sortions de table. Sa lecture a donc eu lieu en famille. Tes conseils ont été pour ma mère le point de départ de plusieurs observations relatives à l'économie domestique.

« Ton frère, m'a-t-elle dit, a eu raison de te signaler la chair d'un veau très-jeune comme peu nutritive. Il convient que tu saches la reconnaître. Elle est d'une couleur plus rouge que celle d'un veau déjà âgé; les os qui la traversent sont plus minces et plus friables.

» Il convient aussi, a-t-elle continué, que tu saches

distinguer la chair de la vache d'avec celle du bœuf.
Comme elle est d'une qualité bien inférieure, les bouchers
essaient souvent de nous vendre l'une pour l'autre. Une
vache est-elle vieille, sa chair, ainsi que celle du bœuf,
est d'un rouge foncé, mais elle est parsemée d'une plus
grande quantité de fibres blanches, et son tissu graisseux
est très-jaune. Moins nourrissante que celle du bœuf, elle
est encore beaucoup plus dure. On la met ordinairement
au pot-au-feu, car elle forme un bon bouillon ou con-
sommé.

» La chair d'une jeune vache est d'un rouge plus clair
que celle du bœuf; elle s'écrase facilement sous la pres-
sion entre deux doigts; elle est très-tendre, mais pauvre
en sucs nourriciers; elle ne forme qu'un mauvais bouillon.
Elle provient presque toujours d'un animal que l'on a
abattu parce qu'il était malade.

» Tu as probablement entendu dire que les os ajoutés
au pot-au-feu, augmentent de beaucoup la bonté du
bouillon. N'en crois rien; les os sont privés presque entièrement de cette propriété. Un morceau de foie, au
contraire, rend le bouillon bien meilleur.

» La viande qui répand de l'odeur est malsaine; celle
d'un animal récemment tué est dure et filandreuse. En
hiver, la viande doit être conservée pendant plusieurs
jours avant d'être soumise à la cuisson ; en été, un seul
jour suffit. Durant les grandes chaleurs, la viande se
corrompt au bout de trois ou quatre jours, et même plus
tôt si elle n'a pas été placée dans un lieu convenable. On
doit la tenir dans un endroit frais, et en même temps sec
et aéré. On la défend des mouches en la mettant sous un
couvercle en toile métallique ou dans une cage entourée
d'un canevas. On peut encore aider à sa conservation en

du vinaigre, en la recouvrant de feuilles de laurier, de thym, et d'oignons coupés en tranches.

» Lorsqu'il tonne, la viande qui n'est pas très-fraiche, se gâte parfois en un instant; on la préserve en la passant au feu pendant un quart d'heure. Dans les mêmes circonstances, quelques minutes d'ébullition empêchent les consommés de s'aigrir, et le lait de *tourner*, de se cailler.

» Il n'est pas de plus grand ennui pour les ménagères que celui d'avoir à jeter de la viande qui commence à s'altérer; elles ont bien de la peine à s'y résoudre. Je t'indiquerai un moyen facile de faire perdre à la viande ses propriétés nuisibles, lorsque la corruption n'est pas très-avancée. Après avoir retranché les parties les plus corrompues d'un morceau de viande qui commence à répandre de l'odeur, on le met dans une marmite avec de l'eau, on fait bouillir, on écume et on y jette des charbons allumés. Les charbons s'emparent de l'odeur que répandait la viande; après avoir bouilli dans de l'eau nouvelle, elle recouvre presque sa bonté première. »

Ma mère dont le savoir en fait d'économie domestique est au moins égal à celui de la *Parfaite ménagère* (1), est entré ensuite dans l'énumération de plusieurs autres recettes de ménage. Comme elles n'ont aucun rapport à l'hygiène, je les passerai sous silence. Je terminerai ma lettre par une question. Je déjeune habituellement avec du café au lait, mon mari me fait continuellement la guerre à raison de ma prédilection pour cet aliment. Je suis bien un peu gourmande; si cependant le café au lait était, ainsi qu'il le croit, un aliment peu salutaire, j'y renoncerai. Un mot, s'il te plaît sur ce sujet.

----

(1) Manuel d'Economie domestique.

LETTRE XII.

—

Joseph à Pauline.

—

HYGIÈNE. — DU CAFÉ AU LAIT. — DES FROMAGES. — DES
ASSAISONNEMENTS. — FRUGALITÉ DE NAPOLÉON.
IMPORTANCE D'UNE CUISSON CONVENABLE.
DE LA PROPRETÉ DES USTENSILES
DE CUISINE.

Si aimer le café au lait était une preuve de gourman-
dise, bien des femmes pourraient être accusées de ce défaut. Cet aliment étant d'un usage très répandu, notre
professeur d'hygiène nous en a nécessairement entretenus. Il nous a parlé d'abord séparément des deux éléments principaux du café au lait, savoir : le lait et le café.
Je suivrai son exemple.

Le lait, lorsqu'il n'a point été falsifié, est très-nourrissant ; c'est un aliment très-doux ; seulement, comme
il est dépourvu de propriétés toniques ou fortifiantes, il
ne convient pas, étant pris seul, aux estomacs paresseux,
aux personnes livrées à des travaux pénibles, à celles qui
font habituellement de grandes marches ; « le lait, dit-
on, coupe les jambes. » Modérant la circulation du sang,
il est peu salutaire pour les gens à professions sédentaires, pour les habitants des contrées ou des maisons
froides ou humides.

Le café, au contraire, est tonique, il excite les organes
la *marinant*, c'est-à-dire, en l'arrosant avec de l'huile et

de la circulation. Bu à la fin des repas, il active la digestion, il est alors utile aux personnes dont la nourriture se compose principalement de légumes et qui font peu usage de boissons fermentées. Mélangé au lait, il lui communique les qualités fortifiantes dont manque ce liquide. Le café au lait est donc généralement un bon aliment.

Le fromage frais possède les mêmes qualités et a les mêmes défauts que le café au lait ; doux et très-nourrissant, il forme un aliment peu stimulant. On doit y ajouter du sel, de l'ail, du cerfeuil et autres assaisonnements.

Secs et salés, les fromages deviennent très-excitants. On ne doit point en manger sans mesure :

> Fromage sec est sain
> Qui vient de chiche main.

Mêlés aux potages, aux légumes, quelques fromages secs, le parmésan, celui de Gruyère, jouent le rôle d'assaisonnements.

A part le sucre et les fromages secs, les assaisonnements ne nourrissent pas, mais ils prêtent une saveur agréable aux mets les plus fades ; ils donnent du ton à tous nos organes ; ils remédient aux vices d'une nourriture peu fortifiante. Comme le café, ils conviennent aux habitants des pays froids et humides. Leur action sur nos organes, principalement celle du sel, rappelle l'influence merveilleuse de la chaux et du plâtre sur les champs cultivés. Ces substances, étant répandues sur les terrains froids et humides, sur ceux qui sont fumés avec des engrais froids, accélèrent la végétation et la pousse des plantes.

Mais la chaux et le plâtre brûlent les plantes lorsqu'ils sont répandus sur les terrains secs et chauds, ou bien, lorsqu'ils sont employés en trop grande quantité. De même, l'ail, le poivre, sont nuisibles aux tempéraments bilieux ou irritables ; employés en trop grande proportion, ils enflamment les organes digestifs. La rapidité avec laquelle plusieurs assaisonnements mettent la bouche en feu suffit pour faire comprendre combien l'abus peut en être funeste.

Dans les restaurants, les apprêts de haut goût, fortement épicés, servent souvent à masquer la mauvaise qualité des viandes. Outre l'inconvénient de porter à beaucoup boire, ils ont encore celui de donner un appétit trompeur, de faire manger au-delà du besoin. Il n'est pas exact de dire que les aliments pris outre mesure se transforment en humeurs âcres, mais il n'en est pas moins certain qu'ils nuisent à la santé.

Un jour, Napoléon ayant mandé son conseil, plusieurs des hauts personnages qui le composaient ne vinrent pas. Un général avait la fièvre, un autre la goutte, un troisième était retenu au lit par une indigestion. « Savez-vous bien ce que cela prouve, dit Napoléon, en se croisant les bras, au docteur qui lui apportait les excuses des malades, c'est qu'il y a quelque chose de plus difficile que le courage militaire, c'est le courage hygiénique. » (Fait emprunté à M. Jules Massé.)

Toujours est-il vrai que, si ces hauts dignitaires n'avaient fait servir sur leur table, comme c'était l'habitude de Napoléon, qu'un plat de viande rôtie, un plat de légumes et une demi-bouteille de vin, ils n'auraient pas été tentés de pécher contre les lois de la sobriété et ils auraient par suite été à l'abri des indigestions et de la goutte.

La meilleure manière de préparer la viande est de la

faire rôtir au four et mieux à la broche , à l'étuvée ou à l'*étouffée*. La viande bouillie, surtout lorsqu'on la laisse trop longtemps devant le feu , cède au bouillon la plus grande partie de ses principes réparateurs.

Les différents apprêts , qui consistent à passer au beurre, après une cuisson préalable à l'eau, les légumes, les cervelles, la fraise, les pieds de veau et de mouton , puis à y ajouter du bouillon, de la crême, du lait ou des jaunes d'œuf, sont des préparations bonnes et salutaires.

Les fritures, principalement celles qui sont faites à la graisse de porc (lesquelles d'ailleurs sont très-nourrissantes), produisent souvent des aigreurs et des renvois.

Mon intention n'est pas, ma sœur, de passer en revue les différentes recettes de la cuisine. Bon Dieu ! j'aurais trop à faire. Je veux pourtant te dire quelques mots d'une préparation alimentaire en grand usage parmi les ouvriers et les cultivateurs; tu as compris que je veux parler de la soupe.

Le bouillon gras forme la soupe par excellence ; malheureusement la cherté de la viande , le temps qu'exige la cuisson , rendent la soupe grasse trop dispendieuse pour qu'elle puisse faire partie du repas de chaque jour. Reste la soupe maigre. Est-elle bien faite? c'est un aliment très-facile à digérer et très-sain. Les ménagères devraient y ajouter de la crême , du lait ou des jaunes d'œuf, toutes choses qui la rendent plus agréable et plus nourrissante. Elles devraient y ajouter plus abondamment du beurre, des poireaux, du cerfeuil et des oignons, voire même un peu d'ail et de poivre. Je te recommanderai de faire bien cuire les légumes qui entrent dans la composition de la soupe. Les légumes secs, ainsi que le riz et l'orge, restent durs à moins d'une longue cuisson. On les

rend plus tendres et on ménage par conséquent le combustible, en les plaçant le soir, dans l'hiver, au milieu des
cendres chaudes , après les avoir renfermés dans un pot
avec de l'eau , ou bien en leur faisant passer la nuit au
four.

Savoir faire cuire convenablement les aliments est le
premier talent d'une cuisinière. Trop cuite, la viande est
sèche et dépouillée de sa saveur; sans une cuisson convenable , elle est dure et difficile à digérer. Si les pommes
de terre , les légumes secs sont indigestes pour les estomacs peu robustes , ces légumes le sont beaucoup plus
encore lorsqu'ils n'ont pas subi assez longtemps l'action
du feu. Cette observation s'applique également aux épinards, aux scorsonères, aux cardons, dont la cuisson
développe la saveur et les propriétés nutritives, à l'oseille
dont elle diminue l'acidité, au chou dont elle fait disparaître l'acreté , aux fruits qu'elle rend plus sucrés , etc.

Une autre qualité essentielle à une personne qui prépare les repas de la famille, c'est la propreté. Les ustensiles de cuisine sont-ils mal nettoyés? des résidus s'a-
massent dans les jointures; ils moisissent et altèrent les
aliments. Les ustensiles malpropres sont-ils en cuivre?
il s'y forme du vert-de-gris ; de là ces coliques dont souvent on cherche en vain la cause. Les vases en cuivre
ont beau avoir été étamés , l'étamage s'use ; il peut avoir
été mal fait , avoir été fait avec du zinc. Il est aussi des
substances acides, lesquelles, lorsqu'on les laisse refroidir dans des vases en cuivre , produisent du vert-de-gris
malgré l'étamage.

Les vases en cuivre ou en zinc devraient être rempla-
cés partout par des vases en terre ou en fer battu, ou
émaillé.

Tu vois, ma chère sœur, combien l'hygiène, même en ce qui concerne l'art culinaire, renferme de notions utiles. J'ai encore à te parler des champignons et des fruits, ce sera le sujet de ma prochaine lettre.

LETTRE XIII.

—

Joseph à Pauline.

—

HYGIÉNE. — DÉS CHAMPIGNONS. — UNE ARMÉE PRUSSIENNE ET LES FRUITS VERTS. — DES BONS ET DES MAUVAIS FRUITS. — DE LA FRÉQUENCE DES REPAS. DE LA MASTICATION. — DE LA CONSERVATION DES DENTS.

L'empoisonnement déterminé par les champignons est encore plus dangereux que celui que produit le vert-de-gris. Il n'est pas d'année où les journaux ne parlent de familles entières ayant été victimes de cet accident.

Quelques-uns des champignons malfaisants ressemblent tellement aux mousserons comestibles, c'est-à-dire non vénéneux, qu'à moins d'être guidé dans ce choix par un connaisseur expérimenté, on court le risque de commettre des méprises qui peuvent avoir les suites les plus graves. Que des champignons aient été entamés par des insectes, que leur chair ne passe pas à la couleur bleue lorsqu'on les divise; qu'ils ne noircissent pas une cuillère d'argent avec laquelle on les met en contact; ce ne sont pas là, garde-toi d'ajouter foi à ces croyances populaires, des preuves qu'ils appartiennent à une bonne espèce.

Le champignon alimentaire le plus facile à reconnaître est celui que les jardiniers sont parvenus à faire croître sur couches; il est abondant dans les paturàges; son chapeau est blanc en-dessus et d'un joli rose dans sa partie inférieure. Encore ce champignon, de même que tous ceux appartenant aux bonnes espèces, contracte-t-il des propriétés nuisibles, lorsqu'on le récolte trop vieux ou lorsqu'on le conserve. J'ajouterai que les meilleurs champignons sont d'une digestion difficile.

A la suite de ces instructions sur les champignons, le médecin de l'hopital a commencé une leçon sur les fruits, en nous racontant une anecdote : En 1789, les Prussiens, mettant à profit nos discordes civiles, envahirent la France; ils marchaient sur Paris. L'armée française, étant très-inférieure en nombre, était obligée de battre en retraite. La déroute des Prussiens fut amenée par une circonstance dont les suites n'étaient nullement prévues. Lors de leur entrée dans la Champagne, les raisins commençaient seulement à mûrir; les soldats ayant sans cesse des vignes à traverser, en mangèrent une énorme quantité; la dyssenterie se mit parmi eux; les uns entrèrent à l'ambulance, les autres avaient à peine la force de porter leurs armes, si bien que le général prussien n'ayant plus qu'une armée de... malades, se retira sans combattre.

Si, à la fin de l'été, les dyssenteries et les diarrhées sont si communes, cela provient en grande partie de ce que l'on mange alors beaucoup de fruits verts, de fruits cueillis avant leur maturité ou de mauvaise qualité.

Les fruits cueillis long-temps avant d'être mûrs, n'acquièrent point les principes sucrés qui les rendent faciles à digérer. On ne devrait jamais planter que des arbres de choix, ils n'épuisent pas plus le terrain, ne coûtent guère plus de soin que les autres arbres, et quelle différence dans les produits ! Combien la reine-claude, ces poires appelées *beurrées*, parce qu'elles fondent dans la bouche comme le beurre, ne sont-elles pas plus savoureuses et plus nutritives que ces fruits à demi-sauvages que l'on voit encore dans les jardins de la campagne.

Les bons fruits, quand ils sont mûrs et quand on n'en mange pas avec excès, ne produisent jamais la diarrhée; mais il en est quelques-uns dont on doit faire un usage très-modéré; les melons, les noix, les noisettes, les pommes croquantes et les poires non fondantes. Le melon est un aliment très-froid; il n'est sain que pendant les grandes chaleurs, et il est toujours prudent de le saupoudrer de sucre, de sel ou de poivre. Les pommes ne sont bonnes qu'à la fin de l'automne.

Encore quelques préceptes généraux sur l'importance de la mastication, sur la fréquence des repas, et tu seras, ma sœur, aussi instruite que moi, sur toutes les parties de l'hygiène, ayant rapport à l'alimentation.

En t'indiquant les propriétés de chaque genre d'aliments, j'ai essayé de te faire connaître à quelles personnes il convenait plus particulièrement; mes conseils ne sauraient pourtant être absolus ; chacun doit, consultant sa propre expérience, adopter ou rejeter les mets et les apprêts qu'il a reconnus lui être utiles ou nuisibles.

L'abondance et la fréquence des repas doivent également varier selon les dispositions individuelles. La digestion s'opère promptement, l'appétit se fait sentir souvent chez les jeunes gens qui prennent de la croissance, chez les ouvriers qui travaillent au grand air, qui font une grande dépense de forces et mangent peu de viande.

Les uns et les autres ont besoin d'une grande quantité d'aliments. Ils ne doivent pas craindre de faire quatre et même cinq repas chaque jour. Dans les pays marécageux, les cultivateurs ne devraient jamais, à l'époque des fièvres intermittentes, sortir le matin à jeûn. Le vide de l'estomac prédispose à l'absorption des miasmes qui produisent ces maladies.

Les aliments séjournent plus longtemps dans l'estomac, chez les gens oisifs, à occupations sédentaires, chez ceux qui mangent beaucoup de viande, chez les vieillards; les repas des uns et des autres doivent être moins copieux et peuvent être moins fréquents. L'usage se répand dans les grandes villes de ne manger que deux fois par jour; ce n'est point assez. Prenant alors en deux fois la nourriture nécessaire pour soutenir les forces du corps pendant vingt-quatre heures, on surcharge l'estomac, on le prédispose à l'irritation.

Les vieillards agissent sagement en ne mangeant que très-peu le soir ; ils ne doivent prendre que des aliments légers, un potage, par exemple. Les gens âgés qui toussent toute la nuit, qui sont oppressés, qui ont le cauchemar, sont redevables, le plus souvent, de ces malaises, à des excès de nourriture.

Les vieillards doivent encore manger avec lenteur; le manque de dents qui rend leur mastication difficile, leur fait une loi d'y consacrer plus de temps. Ces conseils, ma sœur, ne te concernent pas directement, mais tu es auprès de parents âgés qui méritent toute notre sollicitude. Il convient d'ailleurs que toute personne mâche avec soin; broyés et divisés par les dents, ramollis par la salive, les aliments se prêtent plus facilement à l'action de l'estomac que les morceaux avalés à la hâte.

Que la mastication soit opérée par toutes les dents à la fois; lorsqu'on ne mâche que d'un côté, les dents de ce côté se recouvrent d'un mucus blanc, lequel, à moins de lotions fréquentes, devient aussi dur que de la craie, irrite les gencives, les enflamme, les altère et amène la puanteur de l'haleine.

Une de tes dents est-elle cariée, gâtée, rend-elle la mastication douloureuse ; qu'elle soit arrachée sans retard. Mieux vaux se résigner de suite à cette opération que d'avoir plus tard deux ou trois extractions à subir. La carie se communique souvent d'une dent malade à une dent voisine.

Cette opération te fait peur ; hé bien, ma sœur, dès qu'une de tes dents commencera à noircir, hate-toi de la faire limer ou plomber, selon l'avis d'un dentiste, et tu verras presque toujours la carie s'arrêter.

Si tu tiens à conserver tes dents, ne les nettoie jamais avec des épingles, avec la pointe d'un couteau; ne prends jamais des aliments très-chauds. Les mets, surtout la soupe, avalés brûlants, altèrent les dents et affaiblissent l'estomac. Pendant l'été, on ne devrait manger 'a soupe que mi-froide.

Je n'ai pas craint, ma sœur, de t'adresser des lettres aussi sérieuses; tu apprécieras mes motifs. Je ne suis pas de ces gens qui croient que toute l'instruction d'une femme doit se borner à savoir

Reconnaître un pourpoint d'avec un haut de chausse,

c'est-à-dire à savoir raccomoder une veste et tenir un ménage. C'est là, sans nul doute, le savoir le plus important pour les femmes, mais je crois que si elles y joignaient un peu plus d'instruction, elles inspireraient plus d'estime à leurs maris, plus de respect à leurs enfants. Leur influence moralisatrice sur la famille en serait plus puissante.

1er Juillet 1851.

LETTRE XIV.

—

Joseph à Bernard.

—

HYGIÈNE. — DES BAINS. — DE LA PROPRETÉ. NAPOLÉON ET LA GALE.

10 Juillet 1851.

La température étant très chaude et beaucoup de personnes allant se baigner, le médecin de l'hôpital interrompit l'ordre de son cours d'hygiène et consacra une leçon aux bains et par suite à la propreté.

« Les bains, nous dit-il, sont très-utiles à la santé comme mesure de propreté. Ils enlèvent la crasse qui se forme à la surface de la peau et qui donne naissance, chez les gens malpropres, aux dartres et aux furoncles. Lorsque la peau est *échauffée*, lorsqu'elle est couverte de boutons, les grands bains produisent un bien-être merveilleux.

» Rien ne délasse et n'assouplit, comme un bain chaud, les membres et les jointures raidis par la marche ou par le travail. Par bains chauds j'entends parler des bains tièdes. Au sortir de l'eau l'on est faible et abattu , si le bain était trop chaud.

» Trop prolongés ou trop fréquents , les bains tièdes eux-mêmes affaiblissent et énervent.

» A la propreté de nettoyer la peau les bains froids ou plutôt les bains frais joignent celle de lui donner, pendant les grandes chaleurs, du ton et de la fraîcheur, de conserver au corps sa vigueur en diminuant l'abondance de la sueur.

» Les bains de rivière présentent encore , dans la natation , un exercice propre à développer et à fortifier la poitrine, cette base par laquelle pèchent tant d'organisations. Il est fâcheux que l'usage n'en soit pas plus répandu.

» Ces bains exigent plusieurs précautions. Entrer dans l'eau pendant que l'on est en sueur ou avant que deux heures et demie au moins se soient écoulées depuis le dernier repas , ce serait une imprudence qui exposerait non seulement aux atteintes d'un rhumatisme , d'une pleurésie, mais encore à des crampes, à une défaillance, à un étourdissement et par suite à la mort par submersion.

» Lorsqu'après quelque temps de séjour dans l'eau on se sent gagner par le froid , il ne faut pas attendre pour en sortir que les dents s'entre-choquent. Si c'est le soir, il ne faut pas, une fois qu'on est habillé , rester immobile sur le bord de la rivière. On doit se mettre en marche de suite.

» Les bains de rivière ne conviennent pas aux vieillards, aux gens ayant des oppressions ou des rhumatismes.

» Les bains de pieds sont d'une grande utilité, principalement pour les personnes qui ne portent pas de bas ,

pour celles dont la transpiration des pieds est abondante.
Ces dernières doivent toutefois se garder de tenir les pieds
plongés dans de l'eau froide. Cet acte de propreté malen-
tendue pourrait leur être fatal.

» Un fait observé chez les animaux prouve combien
la propreté est chose nécessaire à la santé. Les chevaux
passablement nourris mais bien étrillés, sont mieux portants, plus forts et plus fringants que les chevaux très-
bien nourris mais mal étrillés.

» Sans une propreté sévère, toute grande agglomé-
ration de personnes est insalubre.

» L'usage, même momentané, d'un instrument ou
d'un outil malpropre, peut être le point de départ d'une
maladie. J'en citerai un exemple bien connu. Au siége
de Toulon, Napoléon, témoin de la maladresse d'un artilleur à charger un canon, saisit l'écouvillon dont il se
servait et fit lui-même la manœuvre. L'artilleur mala-
droit avait la gale, l'écouvillon transmit cette maladie
au futur empereur des Français.

» Il ne faut donc jamais se servir, à moins de les avoir
préalablement nettoyés, de verres, de cuillères, de rasoirs
ou de vêtements ayant appartenu à des gens inconnus·
A plus forte raison, ces soins sont-ils convenables pour
les effets de personnes atteintes de maladies contagieuses,
par exemple, de la gale ou de la teigne. Lorsqu'un
membre d'une famille a été infecté par l'une de ces dernières maladies, il est bien rare qu'elle ne se communique pas
à tous les autres. C'est ordinairement la faute des mères
de famille qui font porter indistinctement à leurs enfants,
et cela souvent sans avoir pris aucune précaution de
propreté, le même linge et les mêmes vêtements.

» Quant au linge et aux outils ayant appartenu à un

galeux, il convient de passer le premier à la lessive, de soumettre les seconds à la vapeur du soufre. »

Prie ta femme, mon cher Bernard, de me transmettre, en retour de ces lignes sur l'hygiène, les conseils d'économie domestique qu'elle a sans doute reçus de ma mère, lorsqu'elle a pris la direction de ton ménage. Qu'elle m'écrive comme elle écrirait à une sœur, à une amie, qui ferait aussi ses débuts dans la tenue d'un ménage. Je vous expliquerai plus tard la cause et le but de cette demande.

Ton frère dévoué.

LETTRE XV.

—

Pauline à son Frère.

—

ÉCONOMIE DOMESTIQUE. — BLANCHISSAGE DU LINGE. DIFFÉRENTES RECETTES POUR ENLEVER LES TACHES DU LINGE, DES ÉTOFFES, DES MEUBLES, ETC.

Tu me pries, mon frère, de t'écrire comme à une sœur, comme à une amie, qui ferait ses débuts dans la tenue d'un ménage. Cette demande m'a fait faire cent et une conjectures, et je m'empresse d'agir selon tes désirs, afin que tu satisfasses plus tôt ma curiosité.

Tu as cherché dans ta lettre à nous démontrer combien la propreté importe à la conservation de la santé ; je te parlerai aussi de la propreté, je t'en parlerai au point de vue du ménage.

La propreté du linge et des vêtements est la première

parure d'une femme ; celle des meubles est le premier luxe d'une maison. Occupons-nous d'abord du linge.

Une lessive bien faite emporte presque toutes les saletés du linge. Il reste à le laver à différentes eaux, au sortir du cuvier, et à le savonner dans les endroits qui ont retenu des taches. On prend pour laver le linge de l'eau très-claire et la plus chaude possible; l'eau très-froide ne ferait pas disparaître les impuretés qui y seraient fixées. On doit le battre et le frotter doucement. En employant trop de force, on casse les fils et on prépare les trous. Lorsque l'on se sert de morceaux de savon coupés carrément, il ne faut pas les employer en premier lieu pour du linge fin ou déjà vieux, ils l'useraient trop vite.

On peut prévenir les inconvénients qu'entraînent des frottements prolongés, en faisant tremper le linge fin pendant plusieurs heures dans de l'eau savonneuse que l'on tient sur des cendres chaudes. On prépare cette eau en coupant du savon en tranches menues, au-dessus d'une terrine à demi-remplie d'eau tiède.

Ce savonnage est encore une précieuse ressource quand on veut laver du linge dans l'intervalle d'une lessive à une autre. On l'emploie communément pour les étoffes en laine qui se dissoudraient dans la lessive. Il faut, si l'on veut que les lainages ne se rétrécissent pas, se servir d'eau seulement tiède.

Une dernière façon qui donne au linge une grande blancheur, consiste à le plonger, après l'avoir savonné et rincé, dans de l'eau où on a mis tremper, jusqu'à ce qu'elle prenne une couleur légèrement bleue, une pierre d'indigo enveloppée dans un sachet de toile à trame serrée. On le retire aussitôt, on le tord, on le met en presse et on l'étend pour qu'il sèche.

En repassant le linge, on doit faire attention à ce que les fers ne soient pas assez chauds pour le brûler ou pour le jaunir ; il faut les essayer sur un morceau d'étoffe chaque fois qu'on les retire du feu.

On a coutume de soumettre à l'*empois,* soit à l'amidon, plusieurs pièces de linge, les cols et les poignets des chemises d'hommes, les bonnets, etc. ; une décoction de riz remplace avantageusement l'amidon.

— Un grand nombre de taches résistent à la lessive et au lavage. Les moyens de les enlever sont différents selon leur nature et aussi selon la composition des tissus.

Sur les toiles blanches, imprimées ou teintes, les taches produites par le suif, la graisse ou le beurre, disparaissent par l'emploi des lotions savonneuses. Sur les étoffes de soie, sur les *indiennes* apprêtées, on les enlève de la manière suivante : On pose leur *envers* sur du plâtre ou de l'argile en poudre très-fine, on recouvre l'*endroit* d'un papier non collé, comme le papier brouillard, et on passe à plusieurs reprises sur la partie tachée une cuillère d'argent ou une cuillère de fer non étamée, dans laquelle on a placé un charbon allumé.

S'il arrive, une tache de graisse ayant été enlevée, que la couleur de l'étoffe soit altérée, il suffit pour la ramener, de tremper un morceau de coton dans de l'alcali volatil et d'en frotter un peu la partie décolorée.

Une goutte de cire fondue est-elle tombée sur un vêtement, on la laisse refroidir, puis on mouille l'étoffe par-dessous la tache avec de l'esprit de vin ou de l'eau de Cologne. On n'a plus ensuite qu'à frotter en-dessous et en plusieurs sens, pour diviser la cire et l'enlever par morceaux.

L'essence de térébentine fait disparaître les taches de cambouis et de peinture à l'huile.

Les taches d'encre sur le linge blanc sont détruites par le sel d'oseille. Ce sel ayant été réduit en poudre fine, on en recouvre la tache, on l'humecte d'eau avec le bout du doigt, puis on frotte et on lave.

Quant aux taches de fruit, on les mouille d'abord avec un peu d'eau, puis on les place au-dessus d'une allumette soufrée en ignition, à une distance telle que la flamme n'atteigne pas l'étoffe.

Une goutte d'eau tombée sur une étoffe apprêtée et le moindre lavage partiel font l'effet d'une tache en détruisant le *luisant*. On reproduit le lustre de l'étoffe, en étendant avec la barbe d'une plume du blanc d'œuf ou une solution légère de gomme sur l'endroit qui a perdu l'apprêt.

— Les objets en cuivre, en fer ou en ferblanc, étant soumis à l'humidité, se recouvrent de vert-de-gris ou de rouille. L'or et l'argent sont noircis par le contact des substances qui contiennent du soufre, telles que les œufs. Quand la tache est légère, on peut se borner à frotter la partie tachée avec un morceau de drap en laine et une poudre fine et douce, avec de la sciure de bois, du tripoli ou du blanc d'Espagne. Lorsque les objets sont peu volumineux, comme une chaîne d'acier, on les enveloppe dans un morceau de drap saupoudré de craie et on les roule entre les mains.

Frottées dans de l'eau savonneuse, les chaînes d'or et celles d'argent reprennent bientôt leur brillant.

Une tache de vert-de-gris ou de rouille a-t-elle pénétré profondément, on l'enlèvera avec des corps très-durs réduits en poudre, et même en se servant d'une lime. Cela fait, on repolira le métal en le frottant avec de la *sciure de bois* et un peu d'huile, et on l'essuiera avec soin.

L'or, l'argent, l'étain , se nettoient par des frottements à l'eau vinaigrée , puis avec du tripoli et du blanc. Le vinaigre nuit au ferblanc. Les pièces plaquées demandent beaucoup de ménagement.

— Les meubles en bois non vernis sont nettoyés par des lavages avec de l'eau très-chaude ; on les essuie ensuite avec un linge, afin que l'humidité ne les fasse pas se déjeter ou se fendre.

Sur les meubles vernis ou cirés , les taches peuvent être enlevées par des frottements avec un linge légèrement mouillé. Après leur disparition , on frotte avec un linge de laine ou de serge pour aviver l'éclat du vernis ou de la cire.

Il faut user de grandes précautions en nettoyant les meubles plaqués.

— L'eau qui provient d'une lessive, celle dans laquelle on a fait bouillir des cendres ou fondre de la soude, sont excellentes pour laver les carrelages et les planchers. C'est une opération à faire plusieurs fois l'an , dans les salles où l'on prépare les aliments, dans celles où l'on prend les repas.

J'espère , mon frère, que tu seras content de moi. Ce n'est pas sans beaucoup de peine, je t'assure, que je suis parvenue à mettre en ordre les différentes recettes que j'ai reçues de ma mère et que je te transmets.

Ta sœur dévouée.

LETTRE XVI.

—

Joseph à sa Sœur.

—

HYGIÈNE ET ÉCONOMIE. — DES LOGEMENTS HUMIDES, MAL AÉRÉS, MAL ÉCLAIRÉS, ETC. — MOYENS DE CORRIGER L'INSALUBRITÉ D'UNE HABITATION MALSAINE.

28 Juillet.

Ma chère Sœur,

Ta curiosité est très-naturelle et je ne veux point avoir de secret pour toi. Seulement, tu me permettras de remettre mes confidences à ma prochaine lettre. Puisque ton mari va faire arranger son logement, il convient que je lui expose tout de suite la leçon faite par notre professeur sur les habitations.

« Avoir un logement sain et salubre est la chose à laquelle on songe le moins; les habitations ont cependant une grande influence sur la santé. Pourquoi, dans les grandes villes, une partie de la population est-elle composée d'êtres pâles, chétifs, bouffis, scrofuleux? C'est non-seulement parce qu'il y règne une grande licence dans les mœurs, mais encore parce qu'une partie des habitants est entassée dans des pièces resserrées et prenant jour sur des rues étroites, où la lumière ne pénètre qu'à-demi, où l'air est difficilement renouvelé.

» Les rez-de-chaussée qui ne sont pas élevés de plusieurs pieds au-dessus du sol, ou bien qui ne reposent pas sur une cave, sont très-humides. Ceux qui sont

4

placés au-dessus d'un canal ne devraient jamais être habités.

» Un lit de cailloux ou de machefer, placé sous le plancher, diminue l'humidité des rez-de-chaussée peu élevés. Les planchers en bois sont de rigueur dans ces sortes d'appartements. Les planchers en bois sont partout les plus sains, si ce n'est pourtant dans les éviers ou lavoirs où il se répand toujours beaucoup d'eau. Les éviers doivent toujours être carrelés; autrement le sol, détrempé par l'eau, y forme des flaques malsaines et boueuses.

» Une maison nouvellement bâtie ne doit être habitée que lorsque les murs sont entièrement secs. En faisant du feu pendant quelques jours, on ne prévient pas les accidents que les plâtres, les mortiers trop frais peuvent occasioner. Le feu ne dessèche que de quelques lignes la surface des murs, et l'humidité reparaît à la première pluie.

» Les fenêtres étroites, dont les vitres sont petites, sales, ou peu transparentes, ne laissent pas pénétrer assez de lumière dans un appartement. Une plante tenue constamment à l'ombre, dans un lieu mal éclairé, pousse sans vigueur et sans force; elle jaunit, se décolore et meurt. Le manque de lumière et de soleil a la même influence sur les hommes; ceux qui vivent dans l'obscurité sont pâles, faibles, catarrheux, scrofuleux. La meilleure exposition pour un logement est celle qui lui permet de recevoir les rayons du soleil. Les appartements peu vastes, à plafonds bas, sont nuisibles, parce que le peu d'air qu'ils renferment se corrompt promptement, s'il n'est pas souvent renouvelé. N'avez-vous pas remarqué que l'on sent une odeur désagréable, lorsqu'on entre dans une pièce fermée, petite, et renfermant un grand nombre de personnes. C'est que l'air que nous respirons se charge d'impuretés, perd de ses qualités vivifiantes en passant par notre corps. Cette altération de l'air, l'odeur désagréable qui en est le signe, sont d'autant plus marquées, qu'un appartement a moins d'étendue proportionnellement au nombre de ses habitants.

» On remédie, en partie, aux inconvénients des appartements trop resserrés, pendant la belle saison, en tenant les fenêtres constamment ouvertes, et pendant le reste du temps, au moyen d'un vasistas. C'est une vitre mobile, placée dans la partie la plus élevée des fenêtres, et livrant à volonté un passage plus ou moins grand à l'air.

» On ne doit jamais renfermer des animaux malades dans les chambres où l'on couche, y laisser de la vaisselle sale, des amas de légumes, du linge malpropre. L'air est corrompu par les odeurs qui s'en échappent.

» Que les soins de propreté ne soient point bornés à l'intérieur des habitations. Que l'on puisse circuler à l'entour, sans mettre le pied sur des ordures. Qu'elles soient pourvues de lieux d'aisances tenus avec propreté. La fièvre typhoïde doit souvent son origine aux gaz méphytiques qui se dégagent des lieux d'aisances malpropres.

» A la campagne, il serait à désirer que les écuries, les fumiers, fussent placés au nord des habitations et à distance. La santé des hommes comme celle des animaux est intéressée à ce que les loges à porcs soient nettoyées régulièrement et avec soin. »

Le logement où tu vas entrer est loin, ma sœur, de

réunir les conditions de salubrité que je viens de te décrire. Les exigences de la clientèle vous obligeront malheureusement à le garder; sans cela, je t'aurais conseillé d'en chosir un autre près des faubourgs; d'y louer, outre l'atelier de ton mari, une vaste chambre ou un appartement composé de deux pièces, dont l'une, pourvue d'un évier, aurait servi aux opérations du ménage, tandis que l'autre aurait été votre chambre à coucher. Tu aurais pu trouver là, pour un prix modique, un appartement donnant sur une rue large, et voisin de bâtiments peu élevés, c'est-à-dire convenablement éclairé et aéré. Mais, puisque tu n'as pas, ainsi que c'est l'ordinaire, le choix de ton habitation, je t'engage à faire disparaître, autant que possible, les causes qui rendent insalubre celle qui t'est réservée.

Si le souvenir que j'ai conservé de ce logement ne me trompe pas, il faut, pour l'assainir, y creuser le sol, y placer un lit de machefer, y établir ensuite un plancher, excepté aux alentours de la cheminée et dans l'évier; remplacer la fenêtre actuelle par une autre à carreaux de vitre plus grands et en verre blanc. Je te conseillerai encore de faire blanchir les murs au lait de chaux ; tu ne saurais croire combien les murs blancs rendent un appartement plus clair et plus gai. Entoure l'évier d'un mur en briquetage ou en planches.

Conserve, pour y coucher, ta chambre du deuxième étage (1). Nous avons maintenant à l'hôpital un homme tout perclu de rhumatismes ; il couchait dans un rez-de-

---

(1) Lorsqu'on couche dans une chambre située au rez-de-chaussée et carrelée, il faut faire mettre sous le lit une petite estrade en planches.

chaussée humide , et par surcroît d'imprudence , son lit était adossé au mur. Lorsqu'on dort ou lorsqu'on est dans l'immobilité, on ressent plus facilement la funeste impression du froid et de l'humidité. Un dormeur est livré, pour ainsi dire , pieds et poings liés à ses ennemis.

Ne détourne pas ton mari de cette dépense. Les femmes sont intéressées plus que personne , à être bien logées. Elles sortent peu , et si leurs maris désertent le logis pour aller au cabaret, c'est bien souvent parce qu'en revenant du travail ils ne trouvent pas chez eux un intérieur salubre et tenu proprement; c'est aussi parce qu'un grand nombre y rencontrent une ménagère maussade et grondeuse.

Avis à toi; fais en sorte de ne pas le devenir.

LETTRE XVII.

—

Joseph à sa Sœur.

—

HYGIÈNE. — DES ALCOVES. — DES LITS. — DU SOMMEIL ET DES VEILLES.

10 Août.

Je ne veux point différer plus longtemps les explications que je t'ai promises.

L'économe de l'hôpital est un ancien militaire déjà âgé ; comme sa main est mal assurée, je vais de temps en temps lui aider à mettre ses registres en ordre ; il me retient quelquefois à dîner. A l'un de ces repas, la con-

versation est tombée, je ne sais à propos de quel mets,
sur la difficulté de conserver la viande durant les grandes
chaleurs ; j'ai parlé des procédés employés par ma mère.
La fille de l'économe, jeune personne de dix-huit ans,
ayant paru désireuse de les connaître, je lui ai commu-
niqué celle de tes lettres dans laquelle ils étaient indiqués. En me la rendant, elle m'a témoigné le regret que
la mort prématurée de sa mère l'ait privée des mille
connaissances utiles en un ménage. Je lui ai offert tes
bons offices ; tel est le motif de la demande que je t'ai
faite.

Ces explications données, revenons à notre cours
d'hygiène. Notre professeur a fait suivre ses leçons sur
les habitations de quelques mots touchant les alcoves,
les lits et le sommeil.

« Je vous ai dit, a-t-il continué, que les logements
étroits, à plafonds bas, étaient insalubres, parce que l'air
y subit une corruption plus prompte ; les alcoves, les
soupentes où l'on couche, sont également peu saines,
parce que l'air ne s'y renouvelle pas suffisamment. Cette
insalubrité est surtout prononcée, quand elles sont garnies de portes ou de rideaux que l'on ferme dans la
journée. Les rideaux dont un lit est entouré ne doivent
jamais être entièrement fermés.

» Chaque jour, et préférablement le matin, il faut
remuer la paillasse des lits, en secouer les matelas, les
couvertures, et durant cette opération, tenir les fenêtres
de la chambre ouvertes.

» Quand on veut se servir d'un lit où un malade a sé-
journé, une précaution nécessaire est d'exposer quelque
temps à l'air libre les matelas, paillasses, couvertures,
et les autres parties qui le composent. Il serait même

utile de refaire les matelas et les paillasses, pour en laver les toiles. S'il est malsain de coucher dans un lit où un malade vient de séjourner, il est plus malsain encore de partager la même couche. Sur dix galeux qui viennent à l'hôpital, huit ont contracté leur mal en couchant avec une personne atteinte de la gale.

» La composition des lits la plus convenable consiste en une couchette en fer ou en un bois de lit ayant des pieds d'une élévation suffisante pour isoler la paillasse du sol, en une paillasse remplie de fougère, de feuilles de maïs ou de paille, en un ou deux matelas de crin ou de balles d'avoine, un traversin de plumes, mieux de balles d'avoine, deux draps, et enfin en une ou deux couvertures.

» Les matelas de plumes, et même ceux de laine, affaiblissent le corps, en augmentant la transpiration, en habituant à la mollesse ; l'usage n'en doit être permis qu'aux vieillards, lesquels sont plus sensibles au froid. Celui des chauffe-lits doit également être laissé aux vieillards, aux malades, à moins toutefois qu'on ait à coucher dans un appartement inhabité depuis quelque temps, dans des draps tirés d'un placard humide.

» Le travailleur a besoin, chaque jour, pour retremper ses forces, de six à huit heures de sommeil. Les gens valides qui dorment davantage, deviennent lourds, nonchalants ; ceux qui ne donnent pas assez de temps au sommeil, qui passent de nombreuses nuits sans dormir, s'épuisent ou tombent malades.

» Les femmes, lorsque leur mari ou un de leurs enfants est malade et qu'il a besoin de soins pendant la nuit, devraient (se réservant de leur rendre le même service en semblable circonstance), prier leurs voisines et amies de les remplacer chacune à son tour. Une seule nuit passée sans sommeil fatiguerait peu ces dernières; il leur resterait le plaisir d'avoir été utiles. Mais quelle satisfaction reste-t-il à ces jeunes gens, à ces pères de famille qui, les jours de fête, semblent avoir pris racine au cabaret, où ils se gorgent d'eau-de-vie? De la lassitude, de la pesanteur de tête, l'ennui d'avoir perdu leur argent, c'est là l'unique résultat de ces nuits de débauche.

» Le sommeil du jour ne délasse pas comme celui de la nuit; cependant, le lendemain d'une nuit passée à veiller, il est avantageux de se reposer dans la journée. Durant l'été, lorsque les grandes chaleurs invitent à dormir, quelques heures données au repos dans l'après-dînée, ne sauraient être nuisibles. Que l'on se garde toutefois de dormir exposé à un courant d'air froid, sur le bord d'un marais, la tête nue et exposée au soleil, ou de dormir étendu sur la terre humide.

» Que les jeunes gens prennent l'habitude de coucher la tête nue ou légèrement couverte. C'est le moyen d'éviter les maux d'yeux, de gorge, de dents, qui surviennent plus facilement lorsqu'étant accoutumés à avoir la tête couverte, on se découvre durant le sommeil. En se couvrant trop la tête, comme bien des femmes âgées le font avec leurs jupons, on s'expose aux coups de sang. »

Adieu, ma sœur; la soirée s'avance, et si je veux moi-même dormir six à sept heures, il est temps que je me mette en mesure de le faire.

LETTRE XVIII.

—

Pauline à son Frère.

—

ÉCONOMIE DOMESTIQUE. — LE LIVRE DE COMPTE
ET LA CAISSE D'ÉPARGNE.

Tes explications confirment une de mes conjectures, celle que je ne tarderai pas à avoir une belle-sœur. Ne cherche pas, mon frère, à m'ôter cette pensée. Je n'en remplirai qu'avec plus de plaisir la tâche que tu m'as imposée.

Je te continuerai donc mes conseils sur l'économie domestique.

Dès les premiers jours de mon mariage, je me suis procuré un cahier cartonné pour y inscrire mes recettes et mes dépenses. Je m'en sers de la manière que je vais t'expliquer.

Après avoir réglé chaque page au crayon, j'ai établi à gauche par une ligne verticale, une petite colonne ; j'y inscris la date de chacune de mes dépenses.

Une autre colonne qui vient à la droite de la première, est beaucoup plus grande ; j'y mentionne la nature de mes dépenses ou de mes achats.

La page est fermée par une autre colonne peu large où j'inscris le montant des dépenses faites, ou le prix des objets que j'ai achetés. Je fais une barre sur les chiffres de cette colonne, lorsque j'ai payé la somme qu'ils représentent.

Un modèle me fera mieux comprendre.

Modèle d'un Livre de compte.

DATES.	INDICATION DES ACHATS OU DES DÉPENSES.	PRIX.
1er Janvier.	Sucre, 1 kilogramme	1 80
3 Id.	Toile pour chemise, 12 mètres à 2 fr.	24 00

Je consacre le verso, ou l'autre côté du registre, à inscrire les recettes et les créances.

Chaque soir, je règle mes comptes ; quelques minutes suffisent à cette occupation si importante. Sans des comptes tenus avec exactitude, il est bien difficile de mettre de la régularité dans ses dépenses ; on puise dans le sac tant qu'il est plein ; l'argent s'écoule rapidement, et, à l'échéance d'un paiement, l'on est tout étonné de se trouver au dépourvu ; l'on est alors obligé d'emprunter, et, faute de crédit, de revendre à vil prix les objets de luxe ou de caprice que l'on a achetés fort cher. Heureux encore, si l'on n'est pas forcé à se défaire des ustensiles, du linge, et d'autres parties nécessaires d'un mobilier qu'on ne se procurera plus tard qu'en les payant le double. Les revendeurs s'enrichissent ainsi de la mauvaise gestion d'un pauvre ménage.

A-t-on perdu le souvenir de quelqu'une de ses dépenses, on est porté à soupçonner une personne de la maison d'avoir puisé en cachette dans la caisse commune. Un livre de compte prévient les soupçons injustes et confirme ceux qui sont fondés.

En additionnant les dépenses de l'année qui vient de s'écouler, on peut à peu près connaître la somme dont on aura besoin pour l'année suivante. On est à même de savoir combien ont coûté telle ou telle dépense de chaque jour, telle ou telle habitude. Que de gens, s'ils avaient calculé que la dépense quotidienne de cinq centimes d'eau-de-vie et de quinze centimes de tabac, représente une dépense annuelle de 73 francs, se seraient gardés de prendre de pareilles habitudes !

Une note est-elle présentée par un marchand? en consultant son registre, on s'aperçoit de suite si le prix convenu a été changé, si une somme déjà payée est réclamée une seconde fois. A ce propos, je te dirai que prendre à crédit est une mauvaise méthode. Quand on achète au comptant, les marchands vous servent mieux, vous vendent à meilleur marché; ils savent que si vous n'êtes pas satisfait vous êtes libres d'aller ailleurs. En outre, survient-il un temps difficile, ceux qui n'ont point de dettes antérieures, obtiennent crédit bien plus facilement.

Quand tu seras en avance d'une forte somme, ne la garde pas chez toi, elle pourrait t'être volée. Dépose-la à la caisse d'épargne. Cet établissement offre un placement sûr, l'argent qu'on lui confie porte intérêt, et peut être repris à volonté. On se laisse d'ailleurs aller plus volontiers à des dépenses futiles, quand on a l'argent sous la main. Différer de quelques jours à satisfaire une fantaisie, c'est presque toujours y renoncer.

Je ne suis pas dans mon ménage depuis bien longtemps, et cependant j'ai déjà eu plusieurs occasions de reconnaître la sagesse des instructions de ma mère.

Adieu, mon frère.

LETTRE XIX.

—

Joseph à Bernard.

—

HYGIÈNE ET ÉCONOMIE DOMESTIQUE. — UNE VISITE A L'HOPITAL. — DES CORSETS TROP ÉTROITS. — INFLUENCE DU CHAGRIN, DES PASSIONS ET DES VICES SUR LA SANTÉ. — AVIS AUX NOURRICES. — UN OUVRIER QUI TOMBE MALADE DOIT-IL ALLER A L'HOPITAL ?

Un hôpital, quelle source de réflexions pour l'homme qui observe et réfléchit ! Un hôpital est comme un vaste théâtre où les fautes que nous commettons contre les lois de la morale, contre les règles de l'hygiène, se traduisent, se manifestent en douleurs et en souffrances. Ha! si nous venions de loin en loin, parcourir les salles d'un hôpital ; si un génie bienfaisant nous arrêtant devant chaque patient, nous révélait les causes qui ont amené sa maladie, quel enseignement ce serait pour nous, à être plus sages et moins prodigues de notre santé.

— Vois au numéro 4 de la salle Sainte-Marthe, c'est une jeune fille qui, pour cacher les suites d'une faute, a eu recours à des actes coupables. Une hémorrhagie que rien ne peut arrêter la conduira bientôt au tombeau. Pourquoi faut-il que les hommes pensent si peu à toutes les misères que la satisfaction d'un caprice peut amener sur la tête d'une pauvre femme !

— Le numéro 7 est occupé par une femme atteinte

d'une maladie de cœur; elle en est redevable à la vanité. Pour la gloriole d'avoir une jolie taille, *une taille de guêpe*, elle portait des corsets trop serrés. Les corsets trop étroits gênent la respiration, la circulation du sang, et ils rendent la digestion difficile; ils produisent les maladies de la poitrine, du cœur et de l'estomac. Chez les jeunes filles qui n'ont pas encore toute leur croissance, ils déforment la poitrine.

Passons à la salle des hommes.

— Je ne m'approche jamais du lit numéro 15, sans me rappeler les suites de l'intempérance; c'est là qu'est mort l'ivrogne dont je vous ai raconté la triste fin.

— Le jeune homme qui occupe le lit suivant, était fort bien portant. Par suite de mauvaises fréquentations, il a contracté des habitudes funestes. Des crampes d'estomac, des douleurs entre les épaules, de la faiblesse l'ont en vain averti que sa santé s'altérait, et aujourd'hui il est poitrinaire. Il en est de certains vices comme de ces engrenages des machines à vapeur, lesquels lorsqu'ils vous ont saisi, vous attirent, vous entraînent, et ne vous abandonnent le plus souvent que meurtri et brisé.

— Cet ouvrier, dont la figure est toute jaune, a la jaunisse. Un contre-maître de son atelier étant mort, il espérait le remplacer; mais cette place a été donnée à un de ses compagnons dont il avait toujours été jaloux. Il en a pris un tel chagrin, qu'il en est tombé malade. La jaunisse est une suite fréquente des chagrins, et surtout de ceux causés par l'envie. Aussi dit-on qu'un jeune homme *se fait du mauvais sang, se fait de la bile*, pour dire qu'il se crée de l'ennui.

La haine et l'envie, ces maladies de l'âme, ont un funeste retentissement sur notre corps, elles sont doublement contraires à notre bonheur.

— Au numéro 18, cet homme dont la figure est couverte de boutons crouteux, est atteint de l'une de ces affections auxquelles on a donné le nom de maladies honteuses, parce qu'elles sont presque toujours le fruit du libertinage. N'est-ce donc point assez des maladies qu'il nous est impossible de prévenir, que nous allions ainsi de propos délibéré au-devant du mal !

Une triste conséquence des maladies honteuses, c'est que la plupart vicient le sang. Après des mois, des années d'une guérison apparente, les malades, principalement ceux qui n'ont pas été traités par un médecin instruit, voient reparaître les accidents les plus graves.

Autre conséquence plus triste encore; les personnes qui ont été atteintes de ce mal, transmettent souvent à leurs enfants, alors même qu'elles paraissent elles-mêmes être entièrement guéries, une constitution faible, débile; elles leur transmettent le principe des humeurs froides. Bien plus, des enfants viennent au monde avec des ulcères, des pustules sanieuses, et ces enfants sont eux-mêmes une source de contagion pour ceux qui les entourent. Le médecin de l'hôpital nous racontait avoir vu souvent toute une famille être infectée par un nourrisson. Aussi, les femmes qui se sont engagées à nourrir un enfant étranger, doivent-elles le faire examiner à un médecin, pour peu qu'il présente des boutons d'une nature suspecte.

— Si le tableau des misères qu'offre un hôpital est propre à détourner du mal, les nobles exemples de dévouement et de charité qu'on a sous les yeux devraient porter au bien. Avec quelle abnégation les sœurs hospitalières ne prodiguent-elles pas les soins et les consolations aux malades, sans être rebutées par l'aspect de leurs maux, par leurs plaintes ou par leurs exigences. Leur mobile, c'est l'amour du prochain développé par la foi chrétienne.

Je ne conçois pas la répugnance de beaucoup d'ouvriers pour le séjour à l'hôpital. Lorsqu'un ouvrier peu aisé tombe malade, il agit sagement, à mon avis, en se faisant porter à l'hôpital. En restant chez lui, il se priverait des ressources si nombreuses que les malades trouvent dans les hospices; visite quotidienne d'un médecin, abondance de linge, nourriture appropriée à leur état, bains, chauffoirs, etc. Il épuiserait l'argent qu'il a devant lui, et se préparerait un avenir de gêne.

Si jamais tu devenais malade, étant éloigné de ta famille, n'hésite pas un seul instant à aller à l'hôpital.

LETTRE XX.

—

Extrait d'une lettre de Pauline à Joseph.

—

ÉCONOMIE DOMESTIQUE. — DU MANQUE D'ORDRE.

Quelle source de dépenses que le manque d'ordre! Hier matin, la petite fille d'une voisine est venue me prier d'aller près de sa mère, laquelle avait une indigestion, une indigestion de pâtisserie. Je me rendis de suite à cet appel. Je voulus faire une infusion à la malade, mais il se trouva que le sucre et le thé qu'elle possédait, roulaient au fond d'un tiroir, pêle-mêle avec du poivre, de la cannelle, etc. Il en était de même des fleurs de tilleul qui auraient pu remplacer le thé. Au lieu de renfermer le sucre dans un sucrier, de placer le thé et le tilleul dans un flacon ou dans une boîte, et de les mettre à part, elle les avait enveloppés dans du papier, et les avait mis dans un tiroir contenant des couteaux, des cuillères et autres objets d'un usage continuel. Les papiers s'étaient ouverts, avaient laissé échapper leur contenu. Je fus obligé d'envoyer acheter d'autre thé, d'autre sucre.

Cette pauvre femme ne sait rien mettre en place; veut-elle coudre? elle emploie plus de temps à trouver son étui, son dé, à démêler ses pelotons de fil renfermés sans ordre, qu'elle n'en met à manier l'aiguille; a-t-elle à préparer le repas de la famille? elle est sans cesse à chercher les ustensiles dont elle a besoin; couteaux et vaisselle sont en effet épars çà et là sur les tables, sur les meubles, sur la cheminée..... que sais-je! Quand son mari rentre pour dîner, les mets ne sont pas encore cuits, ou bien, en voulant hâter leur cuisson, elle les a fait brûler. On a recours alors à la gargotte du coin, et on paie double.

Chez elle, le désordre règne en toutes choses. Elle fait son ménage sans avoir un tablier devant elle. Quitte-t-elle, en rentrant du dehors, un châle ou une *robe habillée*? elle les enfouit dans un armoire, sans les plier, ou les laisse traîner plusieurs jours sur le dos d'une chaise, souvent à côté de linges sales. Aussi, tout en dépensant beaucoup pour sa toilette, n'est-elle jamais bien mise. Avec un châle neuf, elle aura une chaussure usée, ou bien un bonnet garni de rubans dont la couleur est passée. Rien de plus disgracieux que des vêtements de luxe qui ont perdu leur fraîcheur. Elle serait beaucoup mieux avec des habillements plus simples, mais assortis, faciles à maintenir et à rendre propres.

LETTRES XXI ET XXII.

—

Extrait de deux Lettres de Joseph à sa Sœur.

—

HYGIÈNE. — LEÇONS DU MÉDECIN DE L'HOPITAL
SUR LES VÊTEMENTS.

La Providence, qui a donné à la plupart des animaux, pour les préserver du froid, des enveloppes garnies de poils, de laine ou de plumes, a fait preuve d'une haute sagesse en laissant à l'homme le soin de se vêtir. L'homme peut ainsi modifier ses vêtements, se couvrir ou se découvrir, selon la chaleur du pays où il vit, selon son état de santé ou de maladie, selon ses moments d'activité ou de repos.

La nature des vêtements doit être subordonnée aux saisons. Ils doivent être chauds en hiver, légers en été ; mais dans nos climats où la température du printemps est si variable, où l'on a souvent en même temps des journées chaudes, des matinées et des soirées froides, il ne faut quitter les habits d'hiver que lorsque la chaleur est bien établie.

Les propriétés des vêtements varient selon les matières dont ils sont composés, selon leur forme.

Les tissus de laine conservent mieux la chaleur du corps ; ils s'impreignent moins facilement de l'humidité. A raison de ces qualités, les vêtements en laine conviennent aux vieillards dont le corps ne lutte plus avec la même énergie contre le froid, aux ouvriers ayant à travailler dans les caves, et enfin aux habitants des contrées froides et humides.

Laissant évaporer lentement l'eau ou la sueur dont ils sont impreignés, les tissus de laine ne produisent pas, comme ceux de fil, de chanvre ou de lin, un refroidissement subit; ils sont très utiles, portés sur la peau, aux personnes sujettes aux affections rhumatismales et catarrhales.

Les vêtements en toile de chanvre ou de lin sont de beaucoup les plus froids. Les tissus de coton tiennent le milieu entre ceux de laine et ceux de lin ou de fil de chanvre. Aussi légers que ces derniers, ils ont sur eux l'avantage d'être plus chauds en hiver, et de ne point exposer, pendant l'été, aux dangers d'un refroidissement trop rapide. C'est à tort qu'on regarde le coton comme malsain.

Lorsque pour guérir un rhume, un rhumatisme, on a porté pendant quelque temps un gilet ou une chemisette de flanelle, on ne doit la quitter qu'avec une extrême prudence. On ne doit le faire que durant les chaleurs, et en les remplaçant pendant quelques semaines, par un gilet ou par une chemisette en tissu de coton un peu épais. Les tissus à trame lâche et poreuse sont plus chauds que ceux à trame serrée et à surface lisse.

La chemise est un des vêtements les plus nécessaires, elle absorbe la sueur, elle se charge de la crasse qui se forme à la surface de la peau. Les ouvriers ne changent guère de chemise que le dimanche, et encor n'est-ce pas toujours; il est à regretter qu'ils ne puissent pas mettre plus souvent du linge blanc. Le changement fréquent du linge est surtout utile aux personnes qui transpirent beaucoup, qui travaillent au milieu de la poussière, ou bien qui prennent rarement des bains. Les maladies de la peau sont devenues beaucoup plus rares, depuis que l'introduction des machines dans la fabrication des tissus, en abaissant le prix du linge de corps, l'a rendu plus abondant chez les classes peu aisées.

Les cheveux qui recouvrent la tête y maintiennent la chaleur et rendent moins nécessaire le vêtement de cette partie du corps. Les ouvriers qui ne travaillent pas en plein air, les gens de bureau, font très bien de rester la tête nue ; mais ceux qui sont exposés à la pluie, aux brouillards, aux rayons du soleil, doivent porter une coiffure.

Durant l'été, les chapeaux de paille à larges bords, les casquettes en crin ou en étoffe, sont la coiffure la plus convenable. Les coiffures trop chaudes font tomber les cheveux et portent le sang à la tête.

Les cravates trop serrées, trop chaudes, rendent la tête pesante, prédisposent aux étourdissements.

Les culottes que l'on tient soulevées en serrant la ceinture, favorisent la production des hernies ou *descentes*. Celles qui montent trop haut compriment la poitrine. Chez les enfants les culottes doivent être attachées au gilet.

Les bas ou les chaussettes rendent moins dur le contact du soulier et du sabot. Absorbant les produits de la transpiration, cette partie de la chaussure est tout-à-fait nécessaire chez les personnes dont la sueur est abondante et répand une odeur désagréable. Les bas de laine protègent les vieillards et les valétudinaires contre une des incommodités dont ils ont le plus à souffrir, le froid aux pieds. Ils empêchent la transpiration de s'arrêter, et la ramènent quand elle est supprimée. Les gens bien portants ne doivent point s'accoutumer aux bas de laine.

Que les femmes attachent leurs jarretières de préférence au-dessus du genou, où les veines plus profondes sont protégées par l'épaisseur des chairs. Qu'elles emploient non pas des cordes, des ficelles, des chevillières, mais des cercles élastiques, des jarretières en laine ou en coton tricoté. Les jarretières trop dures, trop serrées, surtout si elles sont placées au-dessous du genou, amènent le gonflement des veines de la jambe.

Les sabots, les souliers à semelles épaisses, sont la chaussure la plus convenable dans les pays humides, lorsque l'on a à marcher sur un sol boueux et mouillé.

Les chaussures doivent être larges, à talons peu élevés ; le manque de largeur, la hauteur des talons, déterminent les cors, les durillons, le chevauchement des doigts. Que les souliers soient nettoyés régulièrement, et enduits de cirage ou d'huile. Ces soins entretiennent la souplesse du cuir, l'empêchent de blesser les pieds, tout en lui donnant une plus grande durée.

LETTRE XXIII.

—

Pauline à Joseph.

—

ÉCONOMIE DOMESTIQUE. — DE L'ACHAT DES ÉTOFFES. ENCORE DU LINGE. — DES ACHATS EN GROS.

Tu ne peux te faire une idée de la crainte qu'éprouve une jeune femme la première fois qu'elle a des étoffes à acheter. Ne sera-t-elle pas trompée ? Il est en effet des tissus que l'on vend comme étant de *pure laine*, par conséquent comme très solides, et qui contiennent un tiers de coton ; des étoffes dont les couleurs s'effaçent, dont la solidité apparente, due à un apprêt, disparaît au premier lavage. Ayant des emplettes à faire, j'ai prié ma mère de s'en charger, mais elle a refusé, elle veut que j'acquière de l'expérience par moi-même. Toutefois elle m'a aidée de ses conseils.

Pour être sûr de ne pas commettre d'erreur dans l'achat des étoffes, il faut prendre des échantillons avant d'acheter.

Veut-on ensuite savoir, par exemple, si une étoffe dite en laine ou en soie, renferme du coton, on effile l'échantillon, et on expose à la flamme d'une chandelle les brins qui sont en long. S'ils brûlent promptement et sans répandre de mauvaise odeur, ç'est une preuve que l'étoffe contient du coton.

Soupçonne-t-on un tissu, vendu pour être en fil de lin ou de chanvre, de contenir du coton, on effile de même l'échantillon. Lorsqu'on a raison de soupçonner un mélange, les brins qui sont dans le sens de la longueur sont plus doux, plus moelleux au toucher, que ceux qui sont dirigés dans le sens de la largeur.

L'apprêt qui donne à un tissu une solidité factice, est détruit par une demi-heure d'immersion dans de l'eau chaude et savonneuse.

Les épreuves à faire pour reconnaître *le bon ou le mauvais teint* ne sont pas les mêmes pour toutes les couleurs.

S'agit-il d'essayer le cramoisi, l'écarlate, le violet, le ponceau, différentes teintes de bleu, ou la *couleur* chair, on fait dissoudre quatre grammes d'alun dans un verre d'eau, on y met la moitié de l'échantillon, et après avoir fait bouillir pendant cinq minutes, on lave avec de l'eau pure. En comparant ensuite les deux moitiés de l'échantillon, on voit s'il y a un changement de couleur dans celle qui a été essayée.

Quant à l'épreuve du jaune, du vert, du rouge, de la couleur garance, on fait bouillir l'étoffe pendant cinq minutes dans de l'eau contenant, pour un verre, deux à trois grammes de savon.

On reconnaît la bonne ou la mauvaise teinture des étoffes brunes, en les faisant bouillir dans de l'eau contenant deux grammes de tartre, par verre de liquide.

—J'ai souvent entendu les femmes hésiter entre l'achat des toiles de fil de chanvre et celui des toiles en coton. Les premières sont plus chères, mais beaucoup plus solides. Notre mère pense qu'il faut les préférer pour les services qui ne demandent pas à être faits en linge fin, pour les tabliers, les serviettes, pour les draps et même pour les chemises.

C'est l'usage d'inscrire sur le linge, avec du coton rouge, les lettres initiales de son nom. Il est plus simple et plur sûr de se servir d'*encre à marquer le linge.*

—J'ai déjà eu occasion de te recommander de faire réparer les déchirures de ton linge, aussitôt que tu les apercevrais. A ce conseil j'en joindrai d'autres, dont toute femme appelée à diriger une maison comprendra l'utilité.

Après une lessive, il convient d'examiner chaque pièce de linge, en la regardant à contre jour, et de *repriser* toute interruption dans la trame.

Quand le milieu des draps commence à s'user, on les

retourne, c'est-à-dre, on découd la couture du milieu, et on réunit vers le centre, par une nouvelle couture, les parties du drap qui étant sur les bords ont été à peine usées. On change de même de haut en bas les tabliers ou les essuie-mains à cordons, le bas des premiers et le haut des seconds étant toujours à peu près neufs, quand l'autre partie est usée. Lorsque les draps ayant été retournés deviennent mauvais, on en tire partie en convertissants les quatre coins qui restent ordinairement bons, en drapeaux d'enfants, en serviettes, etc. On garde le centre pour faire des essuie-mains, des essuie-rasoirs, etc.

Le linge, si ce n'est le linge de corps, doit être longtemps reprisé, raccommodé avec soin, mais lorsqu'il est *élimé* (très usé) le temps que l'on consacrerait à sa réparation serait du temps perdu; l'on choisit ce qu'il y a de bon dans les coins pour l'employer à placer des pièces à celui qu'on raccommode, on met le reste aux chiffons.

Les fils de chanvre ou de coton dont on a besoin pour raccommoder et préparer les vêtements, doivent s'acheter en gros. Je n'ignore pas le proverbe: *provision, profusion,* mais il ne peut s'appliquer à une maison tenue avec ordre, surtout quand il s'agit d'objets d'un emploi presque quotidien et peu susceptibles de se détériorer. Les achats faits en gros sont bien plus avantageux. Faut-il t'en citer des exemples? Une pièce de ganses en fil ou chevillières, laquelle a trente-deux mètres, coûte un tiers de moins qu'on ne paicrait la même quantité en détail. Le fil de soie, acheté à l'once, coûte moitié moins qu'acheté flotte par flotte. Pour 40 centimes on a 50 grammes d'agrafes de laiton, soit plus d'un cent; en détail elles se vendent deux centimes la paire. Trente grammes d'épingles dont le prix est de 25 centimes, en contiennent près de 300.

En outre, la femme qui a sous la main tout ce qu'il lui faut pour travailler, se met volontiers à l'ouvrage et a moins l'occasion de l'interrompre. Il est aussi des objets qui font plus de profit lorsqu'il sont déjà vieux. Ainsi le savon que l'on a depuis un an est bien plus économique que le savon récent, etc.

Que l'occasion d'un bon marché pourtant ne t'engage jamais à acheter au-delà de tes besoins, à acheter un objet qui ne t'est pas nécessaire. Ces sortes de bons marchés sont ruineux.

LETTRE XXIV.

—

Joseph à Pauline.

—

HYGIÈNE. — DU REFROIDISSEMENT DES PIEDS. — DOIT-ON CHANGER DE LINGE QUAND ON A SA CHEMISE MOUILLÉE.

Le refroidissement des pieds est une des causes principales des maladies, surtout parmi les femmes. Il occasionne des esquinancies et d'autres accidents plus ou moins graves. A-t-on éprouvé ce refroidissement, il faut rentrer le plus tôt possible et mettre des chaussures sèches. Il faut, lorsque malgré ces précautions, on ressent quelque malaise, prendre des bains de pieds très chauds, chauds à rougir la peau, dans de l'eau à laquelle on a ajouté du vinaigre, des cendres, ou de la moutarde, et porter ensuite pendant quelques jours des chaussures plus chaudes.

— Un homme s'est présenté hier à la visite plié en deux. Il ne pouvait, disait-il, faire le moindre mouvement, sans ressentir de vives douleurs dans le dos. « Tu as un lombago, autrement dit un rhumatisme lombaire, lui répondit le docteur qui le connaissait ; le soir quand tu reviens du travail, souvent tout en sueur, au lieu de remettre ta veste et ta cravate, tu les portes perchées sur tes outils. Puis tu te mets à table sans te couvrir et souvent entre une porte et une fenêtre ouvertes.

Les travailleurs ne pourraient changer de linge toutes les fois qu'ils ont leur chemise mouillée par la transpiration ; ils font bien de ne pas en prendre l'habitude ; mais ce qu'ils peuvent et ce qu'ils doivent faire, c'est, lorsqu'ils sont en sueur, de ne pas rester en repos, dans un lieu froid et humide, exposés à un courant d'air et sans leurs vêtements ; c'est surtout de ne pas boire alors beaucoup d'eau froide.

LETTRE XV.

—

Pauline à Joseph.

—

ECONOMIE DOMESTIQUE. — DES PROVISIONS POUR L'HIVER. CONSERVATION DES ŒUFS ET DU BEURRE. — DES LÉGUMES ET DES FRUITS. — CONFITURE ÉCONOMIQUE.

1er octobre.

Ta lettre m'a trouvée fort occupée à faire des provisions pour l'hiver. Il est des substances alimentaires, telles que les œufs et le beurre, dont le prix est alors très élevé. On réalise une grande économie en les achetant au commencement de l'automne et en les conservant.

J'ai donc fait provision d'une grande quantité d'œufs et de beurre. J'ai employé pour les œufs deux procédés de conservation. J'en ai placé une partie dans une boîte remplie de cendres, en faisant attention à ce qu'aucun œuf ne touchât son voisin. J'ai mis les autres dans un petit baril d'eau de chaux. J'ai renfermé ensuite la boîte et le baril, celui-ci dans un lieu peu chaud, la première dans un lieu peu chaud et non humide.

— J'ai aussi employé deux procédés pour conserver le beurre.

1er Procédé. J'en ai mis une moitié dans un chaudron, sur un feu très ardent, j'ai laissé ensuite le feu s'amortir, et le beurre mijoter jusqu'à ce que le dépôt du fond commençât à roussir en forme de gratin ; sur la fin de la cuisson j'ai salé (une livre de sel sur douze livres de beurre), j'ai écumé avec soin, de manière à ce qu'il ne restât rien à la surface. Lorsqu'il a été parvenu à un degré de cuisson convenable (ce que l'on reconnaît à sa clarté et à sa limpidité), je l'ai retiré du feu, j'ai laissé les bouillons s'apaiser, puis je l'ai versé doucement, et sans en troubler le fond, dans de petits pots de grandeur à en contenir deux livres. Divisé ainsi dans des pots d'une petite contenance que l'on tient dans un lieu frais et sec, le beurre se conserve beaucoup mieux. Les terrines qui ont été emplies les dernières doivent être employées en premier lieu.

2e Procédé. J'ai divisé et aplati en forme de petits pains, du beurre très frais, que j'avais préalablement lavé ; je les arrangés, couche par couche, dans un pot de grès neuf ; j'ai posé ce pot dans un chaudron d'eau bouillante, et j'ai agité continuellement le beurre avec une cuillère. J'ai entretenu constamment grand feu jusqu'à ce que la fonte fût complète (le beurre est d'autant meilleur que cette fonte est plus prompte) ; je l'ai alors retiré, je l'ai mis dans un endroit assez chaud pour qu'il pût y déposer une demi-heure sans se figer, je l'ai écumé, je l'ai décanté doucement dans de petits pots à confiture de demi-livre que j'ai portés ensuite en un lieu frais. Lorsqu'il a été refroidi, j'en ai recouvert le dessus avec un doigt de sel gris très fin, et ensuite d'un papier que j'ai ficelé. Soumis à ce procédé, le beurre se garde jusqu'au mois de mars, sans rien perdre de sa saveur et de son parfum.

Ces préparations doivent se faire de septembre en octobre.

— Si l'on veut faire provision pour l'hiver de légumes, carottes, panais, poireaux, pommes de terre, etc., on les conserve en les mettant dans un lieu frais, et en les enfonçant en grande partie dans du sable sec. Une excellente préparation est la choucroute, mais il est préférable pour les petits ménages de l'acheter toute faite ; la meilleure est de couleur blanche et contient beaucoup de genièvre.

— Mon intention est aussi de conserver des fruits. Pour cela, on les place sur des rayons, dans un lieu qui n'est jamais ni très chaud, ni très froid. Il faut faire attention à ce qu'ils ne se touchent pas entre eux, et les visiter souvent, afin d'ôter ceux qui commencent à s'altérer. Une seule pomme gâtée pourrait perdre toutes les autres.

— Lorsque la saison des fruits est passée, les mères de famille se trouvent souvent heureuses d'avoir des confitures pour en donner à leurs enfants. J'ai appris à une de mes voisines à faire des confitures économiques; je t'en transmets la recette.

On pèle et on coupe par tranches les fruits à pepin; on ôte la queue et le noyau des autres, puis on les place dans des pots, en saupoudrant chaque couche avec de la cassonade, ou mieux avec du sucre. On met ces pots dans le four, après la sortie du pain, jusqu'à ce que le dessus soit gratiné; on les couvre, et on les tient ensuite dans un lieu sec.

Tu trouveras probablement très ennuyeux les détails dans lesquels je viens d'entrer. Leur utilité sera mon excuse.

Adieu, mon frère.

LETTRE XXVI.

—

Joseph à Pauline.

—

HYGIÈNE. — DE LA VACCINE. — DE QUELQUES MALADIES CONTAGIEUSES. — DES PRÉCAUTIONS QUE DOIVENT PRENDRE LES GARDE-MALADES. — DE LA MORSURE DES CHIENS ENRAGÉS.

Je viens d'être vacciné.

Parmi les nombreux malades qui sont à l'hopital, il en est quatre qui sont atteints de la petite vérole ou d'éruptions varioliques. Me voyant auprès de l'un d'eux, le médecin m'a demandé si j'avais été vacciné. Je lui ai répondu que je l'avais été, au dire de mes parents, et que cependant mes bras ne portaient aucune cicatrice.

« On aura probablement employé de mauvais vaccin, me répondit-il, et l'opération n'aura pas réussi. Si vous voulez être certain d'être préservé de la petite vérole, faites-vous vacciner de nouveau.

— A quoi bon me faire revacciner, puisque maintenant la petite vérole atteint aussi les personnes ayant été vaccinées.

— La vaccination ne met pas d'une manière absolue à l'abri d'une éruption variolique ; mais les personnes ayant été vaccinées, qui sont attaquées de cette maladie, sont extrêmement peu nombreuses. Elles ne sont malades que très peu de jours et ne sont point défigurées. Avant la découverte de la vaccine, vingt mille personnes mouraient chaque année en France de la variole. Les malades qu'elle ne conduisait pas au tombeau, ne guérissaient qu'après avoir subi des mois de souffrance. Quelle différence avec ce qui a lieu maintenant. »

J'appréciai les raisons du docteur, et sur ma demande, un des élèves m'a vacciné, il y a huit jours. J'ai maintenant le bras couvert de beaux boutons.

Laisser sans secours un parent, un ami, et même un étranger, dont la maladie peut se transmettre par contagion, serait un acte cruel, barbare, irréligieux, que rien n'excuserait. Mais il est convenable que les gens qui ne peuvent être utiles aux malades ne s'exposent pas sans nécessité à la contagion ; il est prudent de la part des personnes qui leur donnent des soins de prendre, pour se garantir de l'infection, toutes les précautions reconnues efficaces. Ton devoir de fille, de femme , de chrétienne , peut, ma sœur, t'appeler auprès d'un malade atteint de fièvre contagieuse. Il sera alors très utile pour toi de connaître les précautions à mettre en usage.

Tu ouvriras plusieurs fois par jour la porte ou la fenêtre de la chambre du malade, afin de renouveler l'air et de dissiper les mauvaises odeurs.

Tu auras soin d'y entretenir une grande propreté , de n'y laisser séjourner ni les vases de nuit , ni les linges sales. Avant de renfermer ces derniers, ou de les faire laver , tu les exposeras au grand air , afin qu'ils perdent la faculté de la contagion.

La nuit, pendant ton sommeil , tu ne garderas pas auprès de toi les habillements qui auront servi dans la journée. Tu éviteras de coucher dans la même chambre que le malade , d'y rester étant à jeun ou de manger auprès de son lit.

Tu auras une nourriture saine et abondante , tu boiras un peu de vin. Lorsque le malade te parlera , tu ne te pencheras pas trop près de lui.

Tu sortiras et tu te promeneras au grand air, le plus souvent qu'il te sera possible. Si tu venais à sentir naître en toi quelque malaise, comme des étourdissements, de la pesanteur dans le front, le brisement des forces, la perte de l'appétit, tu cesserais tes soins pendant quelques jours, sinon tu finirais par être obligée de te mettre au lit.

— Quelques maladies des animaux peuvent se communiquer à l'homme : la morve , le farcin, le charbon, et surtout la rage, sont de ce nombre.

Lorsque l'on a été mordu par un chien que l'on ne connaît pas, que l'on n'a provoqué d'aucune manière , il faut laver de suite la plaie avec du vinaigre ou de l'urine, et aller, sans perdre de temps, se faire cautériser ou brûler par un médecin.

La cautérisation est le seul moyen qui préserve sûrement de la rage. Les propriétés merveilleuses des remèdes les plus vantés contre la rage ne sont que mensonge. Peut-être vas-tu me dire qu'un grand nombre de gens, ayant été mordus par un chien enragé, ont continué à se bien porter, quoiqu'ils n'eussent pas fait autre chose, que prendre un de ces remèdes. Qu'est-ce que cela prouve? La bave dans laquelle réside le venin sera restée après les vêtements, ou bien elle aura été entraînée au dehors de la plaie par l'écoulement du sang.

Ce qui est certain, c'est que la cautérisation opérée à temps a toujours prévenu le développement de la rage, tandis que des gens ayant pris des remèdes renommés meurent dans les horribles souffrances de cette maladie. La cautérisation d'ailleurs n'empêche pas de prendre des remèdes.

Quand un chien ou un chat a été mordu par un chien enragé ou suspect, il faut se hâter de le tuer. Cependant lorsqu'on recule devant ce sacrifice, il faut le tenir enfermé pendant quarante jours. Plus de pitié, plus de retard, si l'animal devient triste, les premiers jours de sa captivité passée ; s'il s'inquiète ; s'il refuse les aliments, les boissons ; s'il porte la tête basse, la queue entre les jambes ; s'il a la voix rauque ; si enfin il mord les objets qui l'entourent.

LETTRE XXVII.

—

Bernard à Joseph.

—

ÉCONOMIE DOMESTIQUE. — DES FOURNEAUX ÉCONOMIQUES. DES DIFFÉRENTS MODES DE CHAUFFAGE ET D'ÉCLAIRAGE.

15 octobre.

Ma femme étant indisposée, je prends la plume, afin qu'une interruption dans sa correspondance ne t'inquiète pas. Je serai mieux qu'elle à même de te parler de plusieurs achats que je viens de faire, achats d'un fourneau économique, de coke, de bois, etc.

Notre arrière-magasin contient une cheminée, mais elle est très grande, et disposée de manière à consommer beaucoup de combustible, tout en produisant peu de chaleur. Pour qu'une cheminée soit bonne, la tablette doit être peu élevée, les parties latérales et supérieures doivent former à peu près un triangle tronqué, dont le fond ait environ moitié moins de superficie que l'ouverture. Au lieu d'entreprendre ces réparations, j'ai trouvé plus avantageux de me procurer un poêle en fonte, ou un fourneau économique.

Entre ces deux modes de chauffage, j'ai choisi le dernier ; si un fourneau économique coûte plus cher, il use moins de bois ou de charbon ; il est plus commode pour tout ce qui concerne la préparation des aliments. Celui que j'ai acheté est muni, comme un poêle en fonte, de plusieurs trous, pour placer des casseroles ou des marmites ; il contient en outre, une espèce de petit four, puis

une chaudière en cuivre qui donne le moyen d'avoir continuellement de l'eau chaude. Les poêles ou fourneaux
économiques répandent facilement de la fumée, mais on
prévient cet inconvénient en les nettoyant régulièrement.

La fumée est un véritable fléau, elle noircit les murs,
les rideaux, le linge que l'on porte sur soi ; elle couvre
les meubles d'une poussière noirâtre qui se renouvelle
continuellement. C'est pourquoi, au lieu de houille simple, j'ai acheté du coke, c'est-à-dire de la houille carbonisée. Ce combustible répand une chaleur égale et n'exhale pas, comme la houille non carbonisée, de la fumée
et une odeur désagréable. La tourbe carbonisée a la
même supériorité sur la tourbe qui n'a pas subi cette
opération préliminaire.

J'ai fait aussi provision de bois, d'un stère de charme
et d'un stère de chêne. Le bois de charme et celui de hêtre
s'allument promptement, et donnent une belle flamme.
Ce sont les meilleurs des bois blancs, les autres sont trop
vite consumés. Le chêne et l'orme s'allument plus lentement, produisent moins de flamme, mais ils sont de plus
longue durée.

Un gros morceau de bois de chêne placé au fond d'un
foyer et entouré de cendre est la meilleure bûche économique. Il peut durer jusqu'à 24 heures. Il faut toujours
garder beaucoup de cendres, elles entretiennent et conservent la chaleur.

En achetant du bois, il faut faire attention à ce qu'il
n'ait pas été flotté, ou bien à ce qu'après avoir été abattu,
il n'ait pas été laissé à la pluie ; il donne alors bien moins
de chaleur. Le chêne qui est dans ce cas a une couleur
rougeâtre. Je destine mon bois à notre chambre d'en haut
où nous passons les dimanches, et où ma femme séjour-

nera probablement quelque temps lors de ses couches.
Mon intention est d'y placer plus tard un poêle en faïence.
Les poêles en faïence sont , je crois, plus sains que ceux
en métal?

J'aurais dû songer de meilleure heure à mes achats ;
mon bois aurait eu le temps de sécher davantage , puis
le combustible est toujours plus cher à l'entrée et surtout
dans le courant de l'hiver.

Ta sœur avait fait d'avance des provisions de chandelles , parce qu'elles coulent moins quand elles ne sont pas
récentes. Sur une recommandation de ta mère , elle avait
pris de celles qui sont faites à la baguette , de six à la
livre. Mais comme l'éclairage à l'huile est plus économique et que le temps des longues soirées s'approche,
nous avons encore acheté de l'huile épurée. Entre celle-
ci et l'huile ordinaire, la différence de prix, quand on l'a-
chète en gros , est peu sensible, et cependant elle vaut
beaucoup mieux ; elle exhale moins de fumée, ne donne
lieu à aucune odeur , et produit une lumière plus vive.

Les lampes à quinquets possèdent au même titre une
grande supériorité sur celles à becs. Je m'en suis donc
procuré une du petit modèle. Les verres à quinquets se
cassent parfois au simple contact de la flamme. Cet accident est très désagréable et devient très dispendieux; on
le prévient, en faisant donner par un vitrier plusieurs
coups de diamant au bas du verre.

Notre mère nous a recommandé de tenir les mèches
serrées et enveloppées ; autrement elles s'éventent et se
charbonnent plus vite.

Tu as sans doute compris à un passage de ma lettre
que tu étais en voie d'avoir un neveu ou une nièce. Ce
sera dans 4 à 5 mois. L'indisposition de ta sœur n'est en

effet qu'un de ces malaises assez fréquents chez les femmes lors de leur première grossesse.

LETTRE XXVIII.

—

Joseph à Bernard.

—

HYGIÈNE. — DE LA CHALEUR DANS LES APPARTEMENS. DES CHAUFFERETTES.

Je t'approuve de préférer pour ta chambre un poêle en faïence à un poêle de fonte. En tenant constamment un vase plein d'eau sur le couvercle des poêles métalliques , on diminue, il est vrai, un de leurs inconvénients, celui de porter le sang à la tête ; mais comme ces poêles consomment très-promptement le combustible, comme ils sont aussi vite refroidis que chauffés , il est très-difficile d'obtenir d'eux, une chaleur tout-à-la fois modérée et continue. C'est presque impossible quand ils servent à la cuisson des aliments.

A moins d'être très vastes, les chambres dites de poêle sont généralement entretenues trop chaudes. Dans les appartements très chauds, le corps s'énerve , s'affaiblit, devient plus impressionnable. Lorsqu'on y est habitué, on est plus sujet aux rhumes et aux pleurésies.

La transition subite du chaud au froid est encore une des raisons qui rendent pernicieux pour les femmes l'usage de ces pots remplis de braise, vulgairement appelés *gueux,* qu'elles ont coutume de placer entre leurs jambes pendant la mauvaise saison. Si chez elles les affections rhumatismales se présentent aux membres abdominaux plutôt qu'ailleurs, il faut en accuser l'habitude qu'elles ont de faire usage de *gueux*. Lorsqu'en effet elles les quittent sans précaution pour s'exposer tout-à-coup à l'air froid, les jambes et les genoux, venant d'être soumis à une température très élevée, sont plus sensibles à l'impression de l'atmosphère.

Les chaufferettes sont un meuble presque indispensable pour les femmes, lorsqu'elles sont obligées de rester longtemps assises à la même place, soit à l'air libre, soit dans un appartement non chauffé ; seulement au lieu d'un simple pot, elles devraient se servir de chaufferettes proprement dites, c'est-à-dire de ces boîtes qui sont recouvertes d'un grillage ; elle ne devraient jamais y mettre de la braise en grande quantité, mais seulement de la cendre chaude. Elles pourraient encore faire usage de ces vases en étain que l'on remplit d'eau chaude, ou de ces étuis en bois garnis de tôle intérieurement, où l'on place un fer incandescent. Ces ustensiles qui ont reçu le nom de *Moines*, produisent une chaleur tout aussi prolongée, mais moins intense ; ils ne provoquent pas comme les *gueux*, l'apparition des pertes blanches, des hémorrhagies et des ulcères aux jambes, etc.

Je te remercie de la nouvelle que tu m'as apprise. Je t'aurais fait mes compliments dès les premières lignes de ma lettre, si, sortant du cours d'hygiène que le professeur vient de reprendre, je n'avais mieux aimé mettre de suite sa leçon par écrit, de crainte d'en oublier une partie.

Mes amitiés à ta femme.

LETTRE XXIX.

—

Joseph à Bernard.

—

HYGIÈNE. — DU TABAC.

Nos parents ne font de la pipe et de la tabatière qu'un usage modéré ; les passages de cette lettre qui sont relatifs aux fumeurs et aux priseurs ne les concernent donc en aucune façon ; ils s'adressent non pas à l'usage, mais à l'abus, qui seul est nuisible.

Le tabac à priser par exemple, qui a la propriété de dissiper l'enchifrènement et même le mal de tête, n'a d'inconvénients que pour les priseurs qui ont sans cesse les doigts fourrés dans leur tabatière ; il affaiblit leur odorat et leur mémoire ; l'écoulement noirâtre qu'il détermine chez eux donne lieu aux dartres de la lèvre supérieure.

Le tabac à fumer n'est pas sans avoir quelque utilité dans les pays humides ; il combat la disposition aux maux de dents, aux maux de gorge, aux fluxions, mais il irrite les poitrines délicates, il diminue l'appétit, il affaiblit les gens maigres. Il est surtout funeste aux jeunes gens qui n'ont pas encore atteint toute leur croissance. « Ce n'est jamais, nous disait le docteur, sans éprouver un sentiment de pitié, que je rencontre de jeunes garçons de quinze, de douze ans même, singeant les hommes âgés, et se promenant fièrement la pipe à la bouche. »

Lorsque l'extrémité du tuyau d'une pipe n'est pas garnie d'un bout de plume, ou entourée de fil, elle use à la longue les dents sur lesquelles elle s'appuie. Les *brûle-gueules*, nom donné aux pipes dont le tuyau est très court, font fendre par la chaleur l'émail des dents, ils enflamment même les gencives. Si les aphtes de la bouche, le durcissement squirrheux des lèvres, le cancer de l'estomac attaquent parfois les fumeurs opiniâtres, ces maladies sont plus fréquentes chez ceux qui emploient le *brûle-gueule*.

La manière la plus nuisible d'employer le tabac est celle de le mâcher. Les chiqueurs sont ordinairement sans appétit; leur salivation excessive rend leur digestion difficile et amène une faiblesse générale qu'ils cherchent en vain à combattre par un usage immodéré des boissons fermentées. De là les faces cadavéreuses auxquelles on reconnaît les chiqueurs d'habitude, de là leurs tremblements et leurs vertiges.

L'achat du tabac étant une dépense de chaque jour, l'usage de la tabatière et surtout celui de la pipe sont très dispendieux. L'argent que des ouvriers peu aisés y consacrent journellement serait employé bien plus utilement dans leur ménage. Tu n'as pas cette habitude, tâche de ne pas la contracter; car une fois qu'on est habitué à fumer, à priser, ou à mâcher du tabac, on s'en sèvre difficilement. Et puis l'usage conduit presque toujours à l'abus.

Adieu. Mille témoignages d'affection à mes bons parents.

LETTRE XXX.

—

Joseph à Bernard.

—

ÉCONOMIE DOMESTIQUE ET MÉDECINE. — DES SOCIÉTÉS DE SECOURS MUTUELS ET DES CAISSES DE RETRAITES.

A mon tour à vous donner une nouvelle, laquelle, je n'en doute pas, vous fera plaisir. Le grand âge de l'économe de l'hôpital lui rend ses fonctions pénibles ; les administrateurs lui avaient proposé plusieurs fois de lui donner un aide. Ces jours-ci, il leur a parlé de moi, et sur sa recommandation, ils m'ont nommé économe-adjoint.

Cette position nouvelle me donnant lieu de penser que je m'établirai entièrement à Douai, je viens d'entrer dans une *société de prévoyance* ou *de secours mutuels*. Je t'engage à te faire présenter à l'une des sociétés de ce genre, s'il en existe à Saint-Quentin, car ce sont des institutions très utiles.

L'ouvrier, celui qui n'a que le produit de son travail pour vivre, est-il retenu au lit par une longue maladie, les médicaments, les frais de toutes sortes, absorbent bientôt ses faibles économies, puis surviennent la gêne, l'indigence. Entre-t-il à l'hôpital, sa famille, s'il a une femme et des enfants, étant privée de son gagne-pain, languissent dès lors dans le dénuement.

Les sociétés de secours mutuels épargnent à leurs membres ces tristes suites de la maladie.

Elles accordent à chacun d'eux, lorsqu'il est malade, la somme quotidienne de un franc à un franc vingt-cinq centimes.

Elles paient en outre le médecin, le pharmacien, les bains. (1)

Elles procurent au sociétaire décédé un enterrement religieux et honorable.

Elles accordent des secours à sa veuve et à ses enfants.

Et tous ces avantages sont donnés en échange d'une cotisation mensuelle d'un franc à un franc vingt-cinq centimes, tellement est puissant le principe de l'association. C'est que parmi les sociétaires, il n'en est jamais qu'un petit nombre à la fois qui aient besoin de secours ; pendant que quelques-uns sont malades, les autres trente fois, cinquante fois plus nombreux, gagnent, travaillent, et alimentent la caisse. Lorsqu'un ouvrier travaille, un franc prélevé sur le salaire d'un mois ne le gêne nullement ; mais lorsqu'il garde le lit, un franc qu'il reçoit chaque jour, en dehors d'autres secours, est une grande ressource pour lui et sa famille.

Des médecins ont cru remarquer que la mortalité est moindre parmi les ouvriers malades appartenant à une société de prévoyance. Ils donnent de ce fait une explication très simple :

Un sociétaire est-il indisposé, pouvant avoir recours, sans bourse délier, à un médecin payé par la société, il ne laisse pas empirer son indisposition faute de conseils

____

(1) D'autres sociétés donnent un franc cinquante ou deux fr. chaque jour, mais ne paient ni le médecin ni le pharmacien. Le premier mode est préférable.

éclairés ; il est moins porté à employer des remèdes de commères.

Est-il plus gravement atteint ? il ne lutte pas avec la maladie ; il cesse plus tôt de travailler ; il n'a point à lésiner sur les visites du médecin , sur les médicaments. Un secours pécunier lui permettant, lorsqu'il est père de famille , de se faire soigner chez lui, la satisfaction d'être au milieu des siens , les soins affectueux qu'ils lui prodiguent, l'absence de toute inquiétude sur leur sort contribuent à sa guérison.

L'assistance qu'il continue à recevoir pendant sa convalescence l'empêche de trop se hâter de reprendre son travail ; elle lui épargne ainsi ces rechutes si fréquentes parmi les ouvriers, rechutes souvent plus dangereuses que la maladie première.

Les sociétés de secours mutuels assuraient autrefois une pension de retraite à ceux de leurs membres que la vieillesse ou des infirmités précoces rendaient impropres au travail. Cette disposition n'existe plus depuis que le gouvernement a créé des caisses de retraite où, moyennant une cotisation annuelle, on peut s'assurer une pension pour ses vieux jours.

Tous les ans ou tous les six mois, les membres des sociétés de prévoyance se réunissent en une assemblée générale. Le président leur rend compte en cette réunion , des recettes , des dépenses et des actes de l'administration pouvant les intéresser. A la dernière assemblée de la société dont je fais partie, le médecin de l'hopital, qui a été un de ses fondateurs, a adressé un discours aux sociétaires, sur *l'hygiène des arts et métiers*, c'est-à-dire sur les moyens de combattre la funeste influence que plusieurs branches de l'industrie ont sur la santé des ouvriers. Ces instructions ont été imprimées , je t'en envoie plusieurs exemplaires, afin que tu puisses en faire part aux amis.

CHAPITRE XXXI.

—

HYGIÈNE DES ARTS ET MÉTIERS. — DISCOURS SUR L'INFLUENCE FUNESTE QUE CERTAINES BRANCHES DE L'INDUSTRIE EXERCENT SUR LA SANTÉ DES OUVRIERS. — DES PRÉCAUTIONS PROPRES A LA COMBATTRE. — EFFETS NUISIBLES DES TRAVAUX EXCESSIFS OU TROP PROLONGÉS. — DE LA NÉCESSITÉ DU REPOS. — LES OUVRIERS APPARTENANT A DES PROFESSIONS DIFFÉRENTES NE DOIVENT PAS AVOIR LES MÊMES GENRES DE RÉCRÉATION. — DE LA CÉLÉBRATION DU DIMANCHE.

Amis,

Ne maudissez pas le travail ; en nous condamnant à gagner notre pain à la sueur de notre front , la Providence a entouré l'exécution de cette loi , si dure en apparence , de contentement et de bien-être. Le travail, en effet, dissipe l'ennui et la tristesse , il excite l'appétit , il développe les membres , il fortifie les organes , il entretient la santé.

« Le travail n'a t-il donc que des propriétés bienfaisantes ? Est-il toujours sans inconvénients ? Non , sans doute. Non-seulement le travail, lorsqu'il est poussé à l'excès, épuise les forces, altère la santé, mais encore la plupart des branches de l'industrie renferment des opérations qui peuvent être une source de maladies pour ceux qui les exercent.

» **Je** me propose aujourd'hui de vous indiquer les précautions propres à combattre cette funeste influence de
plusieurs professions sur la santé des ouvriers.

» Ceux d'entre vous qui travaillent sur le cuivre, le
plomb, l'étain, la céruse, le minium et autres substances métalliques, sont sujets à des maladies particulières.
Les fondeurs, les peintres en bâtiments, les broyeurs de
couleurs, les potiers, les fabricants de verre colorié, sont
fréquemment atteints de coliques métalliques, de para-
lysies, etc. Les doreurs, les chapeliers employés au secré-
tage des poils, les ouvriers qui travaillent les cendres des
orfèvres, etc., sont exposés au tremblement mercuriel.

» Ces différentes maladies proviennent de l'absorption
des émanations métalliques au milieu desquelles ils vivent. Le meilleur moyen qu'ils puissent employer pour
s'en garantir est le renouvellement continuel de l'air
qu'ils respirent.

» Ils doivent pratiquer en plein air, en tournant le
dos au vent, ceux de leurs travaux qui peuvent ainsi
s'exécuter, la fonte du plomb et de l'étain, le grillage des
métaux, le vernissage des poteries. Ces ouvriers travail-
lent-ils dans des ateliers ? que les fenêtres en soient largement ouvertes pendant les beaux jours, qu'elles soient
munies pour l'hiver de vasistas ou de vîtres s'ouvrant à
volonté.

» Que les ateliers des doreurs et des fondeurs soient
pourvus d'une cheminée garnie d'un tuyau, dit d'appel.
Ces sortes de cheminées entretiennent un fort courant
d'air qui entraîne au dehors les vapeurs métalliques,
à mesure de leur production.

» Les doreurs, les broyeurs de couleurs doivent en
outre éviter de manger ou de coucher dans leur atelier.

Qu'avant d'y entrer, ils laissent leurs habits dans une armoire soigneusement fermée, qu'ils revêtent un sarreau, ou tout autre vêtement de travail. En sortant, ils reprendront leur habit, après avoir eu soin de se laver la figure et les mains, car les molécules métalliques pénètrent aussi dans le corps par les pores de la peau.

» Leur arrive-t-il, malgré ces précautions, d'éprouver des tremblements? leurs bras commencent-ils à vaciller? ont-ils des coliques? qu'ils interrompent leurs opérations pendant quelques jours; qu'ils se promènent au grand air.

« Une cheminée avec un fourneau d'appel est également un excellent préservatif contre les irritations de la poitrine, que l'on observe si fréquemment parmi les ouvriers occupés dans les fabriques d'acide nitrique, sulfurique, de sublimé, de soude, d'allumettes chimiques. Elles les soustrait à l'action irritante des gaz acides qui les enveloppent. Ces ouvriers toussent-ils, sont-ils oppressés, crachent-ils le sang? qu'ils interrompent leur travail pendant quelque temps. Si leur irritation de poitrine se renouvelle souvent, ils agiront prudemment, en changeant d'état.

» Les gaz odorants qui se dégagent pendant la fonte du suif tendent à rendre asthmatiques les fabricants de chandelles. Qu'ils travaillent dans des ateliers largement ouverts, qu'ils évitent de se pencher sur leurs chaudières. Les teinturiers doivent, crainte des coliques métalliques, prendre les mêmes précautions quand ils se servent des sels de plomb.

» Les personnes qui ferment la soupape d'un poêle ou d'une cheminée prussienne, contenant encore une grande quantité de charbon ou de braise allumée, sont souvent réveillées par des suffocations, par des maux de tête. Les repasseuses tomberaient malades, si elles n'avaient soin de placer leur fourneau sous une cheminée, ou en dehors de leur atelier ; malgré ces précautions, bien des apprenties sont obligées, par des maux de tête, par des douleurs de poitrine , de renoncer à cet état.

» Le même gaz qui est produit par la combustion du charbon, se dégage aussi pendant la fermentation du vin, de la bière et du cidre. Les ouvriers ne doivent descendre dans les cuves qu'après s'être assurés que la lumière d'une bougie ne s'y éteint pas. Ils doivent entretenir autour d'eux , en tenant les portes et les fenêtres ouvertes, la libre circulation de l'air du dehors ; ils doivent sortir pour peu qu'ils se sentent indisposés.

» Un gaz encore plus dangereux est celui qui s'exhale dans les fosses d'aisance. Outre une inflammation des yeux appelée mite, il peut occasioner une asphyxie si prompte, qu'à peine entré dans une fosse, on tombe comme une masse de plomb.

» Les dangers que courent les vidangeurs ont éveillé la sollicitude des chimistes et des médecins , et l'emploi des procédés qu'ils ont découverts rend maintenant les accidents très rares. Il faut se garder, si on ne connaît pas ces procédés, (1) de descendre dans une fosse ou dans un égout.

---

(1) Ces procédés ont été indiqués aux vidangeurs par des traités populaires spéciaux. C'est la ventilation avec un réchaud allumé, le curage atmosphérique , les fumigations de chlore , les lavages avec de l'eau chargée de chlorure de chaux ou par de forts courants d'eau, le curage à la pompe par aspiration , la désinfection préalable des matières par le mélange de cendres, de charbon, ou de tan en poudre, par l'injection d'une dissolution de proto-sulfate de fer, etc.

» Les verriers, les chauffeurs, les forgerons, les bou-
langers, ne se précautionnent pas assez contre les *chauds
et froids ;* venant d'être exposés à une chaleur excessive,
quelquefois à demi-nus et en sueur, ils sortent au dehors,
ils passent en cet état et sans se couvrir, dans des lieux
frais et humides. C'est de cette sorte qu'ils contractent
des pleurésies.

» Les chauffeurs, les verriers, etc., courent le dan-
ger de perdre la vue, à raison de l'intensité de la lumière
qu'ils ont continuellement devant les yeux. Ils prévien-
dront cet accident, en portant des *garde-vue,* des con-
serves, aussitôt qu'ils sentiront ces organes s'affaiblir.

» Les forgerons, les chaudronniers, sont affectés eux-
mêmes par le bruit dont ils ennuient leurs voisins; ils
ont tous l'ouïe dure, ils finissent même par devenir tout-
à-fait sourds, à moins qu'ils n'aient soin de tenir pendant
le travail du coton dans leurs oreilles.

» Les potiers, les foulons, les tisserands, les tanneurs,
les carriers, les cureurs d'égouts, les garçons des marchands de vin, qui sont obligés de séjourner dans des
endroits bas et humides, qui passent alternativement du
chaud au froid, du sec à l'humide, seraient atteints moins
souvent de rhumatismes et de fièvres intermittentes, s'ils
portaient des habillements en laine, s'ils se reposaient et
prenaient leurs repas au soleil pendant la belle saison,
devant le feu pendant l'hiver.

» Que les pêcheurs, les jardiniers, les porteurs d'eau,
les mariniers, les déchireurs de bateaux, une fois rentrés
au logis, ne gardent pas sur eux leurs habits mouillés.
Les derniers se préserveraient en partie des *grenouilles*
(ils appellent ainsi les ulcères des jambes), en se frottant
chaque matin la peau de ces parties avec de l'huile ou
de la graisse.

» **Que ces ouvriers , et tous ceux** en un mot qui sont exposés journellement à l'humidité, aient une nourriture substantielle ; qu'ils boivent du vin , de bon cidre, et à défaut de ces boissons fermentées , qu'ils mettent un peu d'eau-de-vie dans leur eau.

» **Les tanneurs ,** les équarrisseurs et les bouchers ont à redouter la pustule charbonneuse. Ont-ils une écorchure aux doigts ou à la main ? ils doivent la recouvrir d'un morceau de linge et porter un doigtier en peau. Ils doivent, en quittant leur ouvrage , se laver les mains. Leur survient-il un bouton rouge leur causant de la démangeaison et de *la cuisson ; ce bouton se couvre-il d'une gonfle*, c'est probablement un bouton charbonneux. Qu'ils aillent , sans perdre de temps , se faire cautériser par un médecin.

» **Qui n'a pas porté** envie à la vigueur des portefaix , des porte-sacs , des crocheteurs ? Hé bien ! il en est peu qui ne soient affectés de hernies ou descentes. Par bravade, ou pour faire en une fois ce qu'ils devraient faire en deux , ils portent des fardeaux trop lourds. On leur a conseillé , ainsi qu'aux frotteurs d'appartement, de faire usage d'un bandage pour empêcher les hernies ; de s'entourer la taille d'une ceinture pour prévenir les courbatures (le tour des reins) , le mieux est qu'ils ménagent leurs forces et qu'ils s'abstiennent d'excès qui les affaiblissent. Leur arrive-t-il pourtant d'avoir une hernie ? qu'ils aient recours à un bandage , afin que cette infirmité n'augmente pas au point de les gêner dans leur travail.

» **Les jambes des portefaix**, des imprimeurs, des facteurs , des sabotiers et autres artisans travaillant debout, se couvrent parfois de varices ou de veines gonflées; ils mettent obstacle à leur développement ou à leur rupture par l'usage de bas ou de guêtres lacées.

» Les ouvriers qui travaillent sur des objets ou avec des instruments très petits, les orfèvres, les horlogers, les graveurs, les ouvrières en dentelles, les ravaudeuses, doivent éviter d'avoir la tête chaudement couverte, changer par moment d'occupations, et ne jamais prolonger leur travail fort avant dans la nuit. Eprouvent-ils des maux de tête, leur vue devient-elle trouble? qu'ils donnent plus de temps au repos. La goutte sereine punit ceux qui bravent ces premières menaces.

» La poussière qui se dégage pendant le cardage de la laine, du coton et du crin, l'épluchage de la laine, le battage des peaux, la pulvérisation de l'amidon et du plâtre, le blutage des grains, le peignage du chanvre et du lin, sous le marteau du tailleur de grès et du casseur de cailloux, sous le pilon du droguiste, entrent avec l'air, dans les organes respiratoires des ouvriers, déterminent de la toux, des crachements de sang, de l'oppression. Qu'ils travaillent, si cela leur est possible, en plein air, et en tournant le dos au vent, ou dans des salles vastes et bien aérées; que les mortiers des droguistes soient entourés d'une peau.

» J'ai vu des tailleurs de grès se couvrir la figure d'un masque en fil de laiton et se garantir ainsi des éclats de pierre. Un masque garni d'un morceau de gaze serait utile à tous les ouvriers qui sont environnés d'un nuage de poussière. Mais peu d'entr'eux s'y astreindront. Ceux qui laissent croître leur barbe et leurs moustaches sont moins souvent indisposés. Il est probable que les molécules de poussière entraînées par l'air s'y arrêtent en partie avant d'entrer dans l'appareil de la respiration.

» Que les ouvriers dont la toux persiste d'une manière inquiétante, dont les crachements de sang se renouvellent, changent de profession.

» Vous croyez peut-être que les gens à profession sédentaire, qui ne sont pas exposés aux intempéries des saisons, qui n'ont pas de grands efforts à faire, sont les mieux portants. Détrompez-vous. Comparez les charpentiers avec les tailleurs d'habits, quel air de vigueur chez les premiers, quelle apparence de faiblesse chez les seconds. Les uns, à la figure brunie, aux membres bien musclés, ont le port militaire, la démarche assurée. Les autres, à la peau pâle, à la poitrine rentrée en dedans, aux membres grêles, ont une marche chancelante et irrégulière.

» Toujours renfermés dans un atelier, assis sur un établi, les membres immobiles, le corps penché sur leur ouvrage, les tailleurs deviennent sensibles au moindre froid, ils redoutent la moindre fatigue, ils prennent peu à peu l'habitude d'être courbés, situation défavorable aux fonctions des appareils du ventre et de la poitrine. Delà chez ces artisans, la fréquence des maux de tête, des maux d'estomac et des maladies des poumons.

» Que les tailleurs, le matin pour se rendre à l'atelier, le soir pour regagner leur demeure, prennent le *chemin des écoliers*, c'est-à-dire que, prenant le chemin le plus long, ils se promènent à l'air libre; que le dimanche, lorsque le temps est beau, ils sortent de la ville et aillent passer la journée à la campagne.

» Le conseil de faire de l'exercice en plein air est encore le conseil principal que j'adresserai aux tisseurs, aux employés de bureaux, aux couturières, aux cordonniers et autres ouvriers ayant une profession sédentaire.

7

» J'admets que le maçon, le facteur, le charpentier, le jardinier, se reposent en s'asseyant au foyer domestique; qu'ils emploient leurs moments de loisir à des plaisirs tranquilles. Mais des délassements tout autres conviennent à ceux qui travaillent renfermés et assis. Il faut à leur corps l'action de l'air vif et pur qui le fortifie; il faut à ceux de leurs membres qui sont restés longtemps inactifs, l'exercice qui y active la circulation du sang. Que les ouvriers à occupations sédentaires ne restent donc pas en leur logis pendant leurs moments de loisir ; qu'ils ne restent pas inactifs, et surtout qu'ils n'aillent pas s'accoler à une table de café ou de cabaret. Le travail leur laisse peu de temps pour leur délassement, qu'ils l'emploient au moins convenablement pour leur santé ; qu'ils l'emploient en promenades, en jeux exigeant une certaine vigueur et la mise en action de toutes les parties du corps, tels que les jeux de boules, de quilles, de paumes ; qu'ils l'emploient en occupations actives, par exemple à la culture d'un jardin.

» En Angleterre, il est des villages manufacturiers où chaque ouvrier a son petit coin de terre. Plût à Dieu qu'il en fût partout ainsi ! Une ou deux heures passées chaque jour dans leur jardin épargneraient aux ouvriers, aux gens de bureau, bien des jours de maladie.

» Les couturières qui ont un ménage à faire sont mieux portantes que celles qui restent constamment sur leur chaise occupées à manier l'aiguille. Cette alternative de travaux, d'occupations de nature différente, éloigne la fatigue ; elle est très salutaire.

» Ce qui fatigue le plus, c'est la persistance des mêmes efforts, la tension des mêmes organes. Les travaux les plus salubres deviennent nuisibles lorsqu'ils sont trop prolongés, lorsqu'ils sont disproportionnés aux forces. N'avez-vous pas entendu dire d'un homme ayant travaillé sans trève ni relâche : c'est un homme usé par le travail. A l'époque des fenaisons, des moissons, les cultivateurs travaillent tant que le jour dure, et les jours sont grands à cette époque ; aussi à peine les récoltes sont-elles rentrées, que les fermes se remplissent de malades.

» Les travaux des champs sont très pénibles ; seulement, après de vigoureux efforts, le cultivateur reprend haleine, il prend le temps d'essuyer la sueur de son front. Dans la plupart des manufactures au contraire, le travail ne laisse aucun relâche. Les fileurs non-seulement se tiennent debout, mais encore ils vont d'une machine à l'autre pendant quatorze heures sur vingt-quatre. C'est une règle à laquelle, je le sais, il leur serait difficile de se soustraire. Mais combien d'entre vous, alors qu'ils n'y sont pas obligés, travaillent sans régularité ni mesure. Combien d'ouvriers, dans les petites filatures, travaillent la nuit comme le jour, le dimanche comme les autres jours de la semaine, excitant par des boissons alcooliques leurs forces épuisées, et par conséquent usant doublement leur vie.

» J'ai dit qu'ils usaient doublement leur vie, car les boissons alcooliques, sachez-le bien, ne doublent l'énergie des organes qu'aux dépens de leur durée ; elles augmentent la vigueur sur le moment, mais cet accroissement de vigueur dure peu, et il est bientôt suivi de faiblesse, si on ne recommence à boire. Recommencez-vous : excitant sans cesse vos forces, vous usez rapidement votre vie. De même, quand vous dirigez un soufflet sur votre foyer vous avez plus de flamme, mais le bois est plus tôt consumé.

» Croyez-moi , n'abusez-pas de vos forces. Interrompez votre travail par des intervalles de repos suffisants , par des intervalles réguliers. Ayez soin , je vous le répète , de ne pas le prolonger trop avant dans la nuit , et aussi cessez-le pendant le septième jour de la semaine. L'hygiène s'accorde avec la religion pour vous donner ce conseil. « Pendant la révolution de 1793 , on voulut, dit
» Chateaubriand , changer les jours de repos ; ils n'arri-
» vaient plus qu'après neuf jours de travail ; mais on
» n'avait pu changer la nature , et combien le der-
» nier jour était long à venir ; les hommes tom-
» baient épuisés, et les animaux eux-mêmes, menés au
» travail le septième jour , semblaient par leurs mugis-
» sements déclarer les heures marquées par le Créateur
» pour le repos général. »

» Le dimanche ne doit pas seulement être un jour de repos , il doit être encore un jour religieux. L'homme , différant des animaux en cela principalement qu'il a l'idée de Dieu , qu'il a le sentiment de la loi morale , doit, après avoir pourvu par le travail aux besoins du corps , élever son cœur à Dieu, chercher à s'instruire et à rendre son âme plus digne des hautes destinées pour lesquelles il a reçu l'existence. »

Encouragé par l'amitié que lui témoignait l'économe , Joseph pria ses parents de demander la main de sa fille. Sa demande fut agréée. Ce n'est que quelque temps après son mariage , au milieu de l'hiver , qu'il reprit sa correspondance avec sa sœur.

LETTRE XXXII.

—

Joseph à sa Sœur.

—

HYGIÈNE. — DU RÉGIME DES FEMMES GROSSES.

15 Janvier 1852.

Mes nouvelles fonctions ne m'empêchent pas de suivre le cours d'hygiène que le professeur a repris à la rentrée des élèves ; il vient d'aborder le régime qui doit être suivi par les femmes pendant leur grossesse. Cette leçon t'intéressera nécessairement. Je m'empresse de te l'écrire.

» C'est un grand tort des femmes de croire que lorsqu'elles sont grosses elles doivent manger pour deux. La diminution de l'appétit, qu'elles éprouvent ordinairement au commencement de leur grossesse, devrait les convaincre que le sang qu'elles ont cessé de perdre suffit amplement à la nourriture de l'enfant. Un surcroît d'alimentation n'est pas nécessaire.

» Vers le quatrième mois, l'appétit augmente, parce que l'enfant, ayant pris un plus grand développement, a besoin d'une alimentation plus abondante. Que la mère reçoive alors une plus grande quantité d'aliments.

» Qu'elle ne mange pas de substances pour lesquelles elle ait de la répugnance. Mais en retour, que dans l'intérêt de son enfant, elle sache vaincre ses désirs, lorsque ses appétits déréglés, ou envies, se portent sur des aliments de mauvaise qualité.

» Lorsque les femmes grosses ne satisfont pas toutes leurs envies, leurs enfants, dit-on, en portent les marques. — Bon Dieu! si les enfants devaient porter la marque de toutes les envies que leurs mères n'ont pu satisfaire, leur peau serait couverte de taches les plus différentes, tandis qu'elle n'offre que des signes ayant à peu de choses près la même forme et la même couleur.

» Que ses vêtements soient lâches, peu serrés. Aux derniers moments de la grossesse, l'estomac étant comprimé par le développement de l'enfant, ne supporte que peu d'aliments à la fois ; qu'elle fasse des repas moins copieux et plus fréquents. A-t-elle des défaillances, des pesanteurs d'estomac, des coliques, des maux de tête? C'est une preuve qu'elle mange trop, ou que sa nourriture est peu convenable.

» Les faiblesses, les défaillances, la lenteur des digestions, sont combattues parfois avec succès par l'emploi de quelques gouttes de liqueur, d'un peu de vin vieux. Qu'elle n'oublie pas toutefois que ces boissons, bues sans ménagement, sont un poison pour son enfant dont l'organisation est encore si frêle.

» La femme qui continue à travailler pendant sa grossesse accouche plus facilement que celle dont la vie est sédentaire, inactive. Elle doit cependant éviter les veilles, les travaux trop pénibles, tels que le pétrissage du pain. Elle doit éviter les impressions de colère, les excès dans les plaisirs. Toutes les choses nuisibles de leur nature le sont surtout pour une femme grosse. »

Adieu, ma Sœur.

LETTRE XXXIII.

—

Joseph à sa Sœur.

—

HYGIÈNE. — DE L'ALLAITEMENT PAR LA MÈRE OU PAR UNE NOURRICE. — DES QUALITÉS D'UNE BONNE NOURRICE. DE L'ALLAITEMENT AU BIBERON.

N'hésite pas, ma sœur, à nourrir ton enfant.

Ton mari, m'écris-tu, craint que tu ne puisses allier les soins maternels avec les occupations du ménage, que ce surcroît de peine ne te fatigue. Si tu avais la constitution maladive, je serais le premier à te conseiller de ne pas nourrir; tes forces s'épuiseraient et ton lait serait peu salutaire. Mais sous ce rapport tu n'as rien à craindre.

Ton mari s'exagère les fatigues de l'allaitement. La lactation, loin d'être contraire à la santé des femmes, leur épargne ces douleurs rhumatismales qu'on attribue vulgairement à un lait répandu, parce qu'elles sont le lot de celles qui ne nourrissent pas.

L'intérêt bien entendu d'une mère exige donc qu'elle soit la nourrice de son enfant; la conservation de celui-ci le demande encore plus impérieusement. Le lait maternel étant puisé à la même source qui a fourni jusque là à la nourriture de l'enfant, éprouve moins son organisation. Envoyer un nouveau-né en nourrice, n'est-ce pas s'en séparer au moment où son organisation si frêle, si délicate, a le plus besoin des soins maternels.

D'ailleurs, il n'est pas toujours facile de trouver une bonne nourrice, c'est-à-dire une femme jouissant d'une

bonne santé et d'une constitution saine , ayant une nourriture et un logement convenables ; une femme douce,
propre, soigneuse et attentive. Malgré ces difficultés , on
doit recourir à l'allaitement par une nourrice lorsqu'une
femme n'a pas de lait ; on doit sans hésiter la préférer au
biberon.

Les enfants qui prospèrent étant nourris au biberon ,
sont presque une exception. Je te parlerai pourtant de
ce mode d'allaitement, parce qu'il est d'une grande utilité en plusieurs circonstances : il donne le temps de
chercher une bonne nourrice , lorsqu'on ne s'en est pas
procuré une d'avance ; il est une précieuse ressource
quand une femme , voulant garder son enfant , n'a pas
suffisamment de lait.

L'allaitement au biberon ou à la fiole ne réussit que
par les soins les plus minutieux. On donne ordinairement
à l'enfant du lait de chèvre ou de vache. Ce dernier étant
plus épais que celui d'une nouvelle accouchée , il faut le
couper pendant le premier mois avec deux tiers d'eau
tiède, pendant le deuxième mois avec moitié eau. Le
troisième mois on emploie du lait coupé aux trois quarts.
Passé cette époque et même plus tôt si l'enfant est robuste
on se sert de lait pur. On le fait alors chauffer, en mettant la fiole ou le vase qui le contient dans une écuelle
d'eau chaude.

On doit tâcher d'avoir toujours du lait de la même
vache, du lait non écrémé , et faire en sorte de le renouveler au moins soir et matin. Au lieu de présenter le lait
à l'enfant avec une petite cuillère , il est préférable de le
donner avec un biberon. Le biberon le plus simple consiste en une fiole dont on a garni le goulot avec une
éponge fine , très fine , taillée en forme de mamelon et

recouverte d'un bout de linge très fin. Il importe de nettoyer chaque jour l'éponge et le vase avec de l'eau tiède.

J'ai lieu d'espérer, ma sœur, que tout ira pour le mieux, et que tu n'auras besoin ni de nourrice ni de biberon.

LETTRE XXXIV.

—

Joseph à sa Mère.

—

HYGIÈNE. — DES SOINS RÉCLAMÉS PAR LES NOUVELLES ACCOUCHÉES.

15 Février 1852.

Je ne doute pas, ma bonne mère, que tu ne restes auprès de ma sœur pendant ses couches ; j'espère donc te faire plaisir en t'adressant quelques instructions sur les soins que réclament les nouvelles accouchées.

Ma sœur ne tardera pas, une fois délivrée, à éprouver le besoin de dormir ; veille à ce qu'on la laisse reposer en paix ; éloigne d'elle les visites importunes. Un sommeil tranquille réparera ses forces épuisées.

Aie donc soin de chauffer les linges que tu placeras sous elle. Renouvelle-les souvent. Une nouvelle accouchée doit être maintenue dans une grande propreté.

Entretiens dans la chambre une douce chaleur. N'y fais pas un trop grand feu ; ne surcharge pas ma sœur de couvertures. Des sueurs abondantes retardent la venue du lait, diminuent sa quantité.

Si elle avait eu intention de mettre son enfant en nourrice, je t'aurais recommandé de lui faire observer une diète sévère, de ne lui donner, jusqu'à ce que la fièvre du lait fût passée, que des bouillons, des potages, des fruits cuits ; mais comme elle doit nourrir, un régime aussi rigoureux serait inopportun. Veille cependant à ce qu'elle mange beaucoup moins que d'habitude, surtout pendant les premiers jours, à ce qu'elle ne prenne que des aliments légers. L'estomac des nouvelles accouchées digère plus difficilement.

Tiens-toi principalement en garde contre les écarts, contre les accidents dont le repas de baptême est l'occasion. Lorsque ce repas de famille a lieu dans la chambre de l'accouchée (tâche qu'il ait lieu ailleurs), cédant aux sollicitations des convives, elle prend une gorgée de vin, une gorgée de liqueur, goûte de ce mets-ci, puis de ce mets-là, de sorte que trop souvent à la fin de ce jour de fête, elle tombe malade.

Quelques heures après sa naissance le nouveau-né réclame le sein par ses cris et son agitation. Recommande à ma sœur de lui offrir alors à téter. Quand on attend, le lait s'amasse dans les seins et les distend, l'enfant a de la peine à saisir le mamelon ; ses efforts causent de vives douleurs à la mère, produisent les gerçures.

Le premier lait est laxatif bien mieux que le sirop de chicorée, que l'huile d'olive ; et sans avoir l'inconvénient de ces remèdes, il aide les intestins de l'enfant à se débarrasser des matières qui les obstruent.

Recommande à ma sœur de ne pas trop se hâter de reprendre les occupations du ménage. Qu'elle ait soin, tant que dureront ses pertes, de ne pas tremper les mains ou les pieds dans de l'eau très froide. Recommande-lui de bien se vêtir quand elle sortira pour la première fois.

Ma femme et moi nous vous embrassons comme nous vous aimons, de tout notre cœur.

LETTRE XXXV.

—

La Mère de Joseph à son Fils.

—

ÉCONOMIE DOMESTIQUE. — IL FAUT S'AIDER ENTRE VOISINS.

10 Mars.

Mon cher fils,

Ta sœur vient de nous donner un beau garçon, elle va très bien. Ton père étant indisposé, je ne peux rester auprès d'elle, mais je la laisse aux mains d'une garde intelligente et dévouée.

C'est une de ses voisines que tu ne connais pas. Elle a accouché elle-même il y a trois mois ; étrangère à Saint-Quentin, elle n'avait pas de parents auprès d'elle ; ta sœur lui a donné des soins pendant ses couches, elle l'a aidée ensuite à faire son ménage, aujourd'hui elle en reçoit les mêmes services.

Cette réciprocité de bons procédés a commencé par de petits prêts bienveillants. Les deux jeunes ménages n'étaient pas pourvus de tous les ustensiles nécessaires, mais tel objet qui manquait chez ta sœur se trouvait chez sa voisine et réciproquement ; chacune prêtait ou empruntait à tour de rôle. Les deux ménages profitaient de l'échange. A partir de l'automne, elles passaient alternativement la soirée chez l'une ou chez l'autre ; elles se chauffaient, elles préparaient les aliments au même feu. Il y avait à cela grande économie de lumière et de combustible. De gaies causeries accompagnaient le mouvement de leurs aiguilles ; elles n'en travaillaient qu'avec plus de plaisir et d'ardeur,

Pauline sait à peine repasser ; en retour elle a pour la couture des doigts de fée ; l'autre, jeune femme, repasse très habilement, mais à la couture elle est d'une lenteur désespérante ; hé bien ! elles échangent parfois leur travail, celle-ci maniant les fers, celle-là se chargeant des ravaudages ; l'ouvrage se fait plus vite et mieux.

Mères toutes les deux, elles font maintenant de nouveaux projets de bons offices ; tandis que l'une ira au marché, au lavoir, l'autre gardera les deux enfants ; deux enfants à garder ne donnent guère plus de mal qu'un. « Nous ferons une crèche à deux, disait ta sœur, en faisant allusion à ces établissements où les ouvriers pauvres déposent leurs enfants dans la journée, ce qui leur permet de travailler. »

Je remercie Dieu tous les jours du mari qu'il a donné à ta sœur ; pendant sa grossesse, il a été plein d'égards pour elle ; il lui épargnait toute occupation fatigante, allant chercher l'eau, faisant les lits. L'ouvrage ne va pas en ce moment ; au lieu d'aller tuer le temps au cabaret, c'est-à-dire de dépenser double, alors qu'on gagne moins, il a repassé ses outils, dégrossi des pièces de bois, préparé à moitié les ouvrages qu'on demande le plus souvent aux menuisiers.

Je suis bien aise que tu aies conseillé à ta sœur de nourrir. Cela lui prendra du temps, la détournera de son travail ordinaire, mais l'argent qu'elle aurait épargné n'aurait-il pas été absorbé en partie par celui que coûteraient les soins d'une nourrice, soins qu'il faut rétribuer généreusement, quand on veut qu'ils soient suffisants. Cela aurait été bon si elle n'avait pas eu un logement vaste et bien aéré.

La présence d'un enfant égaie le foyer domestique.

Adieu, ton père se joint à moi pour vous embrasser.

LETTRE XXXVI.

—

Joseph à sa Sœur.

—

HYGIÈNE DE L'ENFANCE. — DE L'ALLAITEMENT ET DU SEVRAGE. — DE LA DENTITION.

Une femme qui nourrit pour la première fois rencontre une foule de difficultés. Les avis ne lui manquent pas, mais ils diffèrent le plus souvent entre eux, de sorte que son embarras n'en est que plus grand. Les conseils que je vais te donner t'épargneront ces ennuis ; tu dois ne pas hésiter à les suivre de préférence à tous autres, puisqu'ils proviennent d'un médecin instruit et plein d'expérience, du médecin de l'hopital.

Des mères tenant à honneur d'avoir un bel enfant, gorgent de lait leur nourrisson ; d'autres, pour peu que leur enfant crie, ne savent l'apaiser autrement qu'en lui présentant du sein. En provoquant ainsi à chaque instant du jour leur enfant à têter, elles lui surchargent l'estomac, elles l'exposent aux mauvaises digestions, aux vomissements, aux aigreurs, au dévoiement.

Ton enfant tête maintenant peu à la fois ; à part la

nuit, accorde-lui le sein toutes les fois que son agitation ou ses cris en annoncent le désir. Dans quatre à cinq semaines, tu commenceras à mettre plus d'intervalle entre les instants de l'allaitement. Tu l'allaiteras toutes les deux heures, puis toutes les trois, toutes les quatre heures. C'est surtout pendant la nuit qu'il est nécessaire de régler l'allaitement. Quand ton enfant réclamera le sein en dehors des heures que tu auras fixées, aie le courage de rester sourde à ses cris. Ce sera l'affaire de deux ou trois nuits, car il prendra l'habitude de ne s'éveiller qu'aux mêmes heures. Vous aurez tous les deux un sommeil tranquille. Si au contraire tu n'es pas raisonnable, ton enfant se réveillera sans cesse, la privation du sommeil altérera ta santé, altérera les qualités de ton lait.

Une femme qui nourrit doit se ménager; la santé de son enfant dépend en partie de la sienne. Les funestes effets que peuvent avoir sur les femmes les veilles, les excès de travail, les passions, les boissons alcooliques, une alimentation échauffante ou insuffisante, se propagent à leur nourrisson. Il faut à la femme qui nourrit des aliments substantiels peu excitants et un peu plus abondants que d'habitude.

Ayant un lait bon et abondant, tu pourras nourrir ton fils, trois, quatre mois et plus, sans avoir recours à aucune autre alimentation. Cependant, lorsqu'il aura atteint l'âge de quatre mois, commence à lui donner des crêmes de riz, d'orge, au beurre frais, de petites panades bien mitonnées, bien claires, des échaudés, des semoules au bouillon gras, des fruits cuits, des œufs à la coque, etc.

Si je ne t'indique pas des bouillies blanches, ce n'est

pas par oubli. Les bouillies faites avec de la farine de froment sont, à moins que la farine n'ait été passée au four,
un des plus mauvais aliments que l'on puisse employer pour
les enfants ; elles engendrent les vers, produisent les aigreurs.

Tu achemineras ainsi ton enfant vers le sevrage ; le
moment venu, tu l'habitueras à prendre chaque jour moins
de lait et plus d'autre nourriture. Tu lui refuseras d'a-
bord le sein pendant la nuit, puis tu ne l'allaiteras que
trois fois, deux fois, une fois par jour. Enfin tu le pri-
veras complétement.

Tu ne sévreras donc pas ton enfant brusquement en le
livrant à une sevreuse. N'est-ce pas assez pour un nourrisson d'être éprouvé par la privation du lait, sans avoir
encore à souffrir par suite de l'éloignement de sa mère.

Les enfants d'une faible constitution ne doivent pas
être sevrés par un froid rigoureux. Mais le soin le plus
essentiel est d'éviter la coïncidence du sevrage avec les
souffrances que détermine la sortie des dents. L'âge le
plus convenable est celui de douze à quinze mois.

Il est toutefois des circonstances qui obligent les
mères à interrompre la lactation de meilleure heure.
Quelques nourrices, lors même qu'elles ne sont pas poi-
trinaires, éprouvent pendant l'allaitement des tiraille-
ments entre les épaules, des cuissons et des chaleurs dans
la poitrine, une toux sèche accompagnée de crachats,
de la fièvre. Si une alimentation substantielle et fortifiante ne fait pas disparaître ces souffrances, le sevrage
est de rigueur.

Les crevasses du sein sont encore un obstacle contre
lequel vient se briser la bonne volonté d'une jeune femme.
Une gercure du sein est-elle peu étendue ? l'emploi des
bouts de sein permet de la guérir, d'en diminuer la dou-

leur. Est-elle très grande ? La succion développe l'engor-
gement (l'enflure) de tout le sein ; l'enfant boit avec le
lait le sang et le pus qui s'écoulent de la crevasse. Il faut
cesser l'allaitement.

La grossesse , le retour des époques menstruelles ne
sont un obstacle à la lactation , que lorsque l'enfant cesse
de croître , d'être bien portant.

Le sevrage opéré , tu feras faire à ton fils cinq ou six
repas en un jour , à des heures régulières. Aux panades
et aux aliments que je t'ai indiqués , tu ajouteras du pain
émietté dans du lait , de la soupe , des œufs frais à la coque. Tu l'amèneras ainsi graduellement au régime ordinaire du ménage , à la nourriture commune , dont tu ex-
cluras pourtant la grosse bière , les ragoûts , les fromages fermentés , le porc salé , et autres mets échauffants.

Ce n'est que lorsqu'un enfant a une partie de ses dents
qu'on doit faire entrer la viande dans son régime alimentaire.

L'époque de la dentition est un moment critique pour
les enfants. Ils aiment à mâcher ce qu'ils ont entre les
mains. Ne donne pas à ton fils un hochet de verre , d'i-
voire ; les corps durs durcissent la gencive ; donne lui un
morceau de racine de guimauve , de mauve , ou une
croûte de pain.

A-t-il le dévoiement pendant *qu'il fait ses dents?* ne
t'en inquiète pas. Un dévoiement modéré est alors salutaire , il empêche les convulsions. Si pourtant ton enfant
maigrissait , il faudrait employer quelques lavements
avec une décoction de riz , de l'eau gommée en boisson ,
et dans le cas où ces moyens ne réussiraient pas , avoir
recours à un médecin.

Adieu, ma sœur, prie ton mari de me donner des nouvelles de mon père.

LETTRE XXXVII.

—

Joseph à sa Sœur.

—

HYGIÈNE DE L'ENFANCE. — DES VÊTEMENTS DES ENFANTS. DU COUCHER ET DU SOMMEIL. — DE LA PROPRETÉ DES ENFANTS. — LOTIONS ET BAINS.

Si une mère qui perd son enfant est à plaindre , bien plus à plaindre encore est celle qui a des enfants chétifs, malingres ou infirmes. Etant devenue mère , ma chère sœur, tu compâtiras plus vivement à ces douleurs de l'amour maternel ; tu apprécieras davantage les préceptes hygiéniques que j'ai promis de t'exposer sur la manière d'élever les enfants. Prête-moi donc toute ton attention.

Les vêtements d'un nouveau-né consistent en un bonnet en coton (1) que l'on fixe lâchement par des attaches, de manière à ce qu'il ne serre pas le cou ; en une petite chemise et un petit corset ou brassière fendus en arrière, et à manches larges ; en deux langes et en un drapeau, le tout en toile fine ou demi-usée, à ourlets larges et plats.

Autrefois on serrait étroitement les enfants , les bras compris , depuis les pieds jusqu'aux épaules, avec une

---

(1). Les beguins en laine ou en flanelle produisent une trop grande chaleur ; ils excitent la peau , ils déterminent l'apparition des gourmes. Six semaines après la naissance d'un enfant, il faut déjà, du moins pendant la belle saison, lui tenir la tête découverte pendant une grande partie de la journée, afin de fortifier le cuir chevelu.

bande très longue, et large de quatre à cinq travers de doigts. Cette compression douloureuse leur déformait la poitrine, portait leurs genoux en dedans, gênait les mouvements des pieds et des mains; elle était pour eux une véritable torture.

L'usage du maillot a heureusement cessé d'être mis en pratique ; seulement il est encore des mères qui ont le défaut de croiser avec trop de force le drapeau et les langes au-devant de la poitrine des enfants.

On maintient actuellement la brassière par des lacets ou par des cordons; on fixe les langes par des cordons ou des épingles. Avec quelque précaution qu'on place les épingles, elles occasionnent souvent des piqûres. On en remplace avantageusement l'usage, pendant le jour, par celui d'une ceinture en laine *tricotée*, large de six à huit travers de doigts, tenue fixée par un lacet; c'est le maillolet. Il ne faut pas la serrer beaucoup, autrement elle aurait presque les inconvénients du maillot. L'extrémité du cordon à lacets qui reste libre sert à maintenir les langes autour des jambes des enfants, et à en tenir relevée la partie inférieure.

Pendant la nuit, relève simplement les langes de ton enfant sans les attacher, laisse-lui la liberté de ses mouvements. On te dira peut-être *qu'il prendra une mauvaise position*. Ne le crois pas, ton enfant ne saurait devenir contrefait par cela que ses petits membres ne sont pas contrariés. Bien au contraire.

Fais-lui porter de bonne-heure des bas, des bas en coton ; cet usage te permettra de laisser flotter les langes lorsqu'il sera hors de son berceau. Il hâtera le moment de la mise en robe.

Le berceau d'un nouveau-né doit être garni d'un paillasson en balles d'avoine, ou en feuilles de maïs, de deux draps fins et doux, d'une ou de deux couvertures, plus plus ou moins, selon la saison. Les matelas en laine produisent une chaleur trop grande, occasionnent une transpiration trop abondante; une fois mouillés, ils sèchent difficilement.

Les nouveaux-nés craignent le froid; cependant abstiens-toi d'entretenir un très grand feu dans l'appartement où tu tiens ton enfant; ne place jamais son berceau, surtout le côté où est sa tête, très près d'un poêle où d'une cheminée. Le sang se porterait au cerveau et pourrait déterminer des convulsions.

Le sommeil du jour est utile aux enfants jusqu'à l'âge de dix-huit à vingt mois. Passé ce temps, un long séjour au lit ne développe pas leurs forces, il empêche le sommeil de la nuit.

Ne force jamais ton enfant à dormir, en lui administrant, sans l'avis d'un médecin, du laudanum, du sirop diacode, du pavot. Ces drogues retardent la croissance des enfants, elles affaiblissent leur intelligence, sans compter que souvent elles les font périr. A l'hospice des enfants trouvés à Paris, une infirmière eut l'idée de donner du sirop de pavot à tous les enfants d'une chambrée, afin de n'être pas réveillée par eux. Ils dormirent en effet, ils dormirent si bien, que, le lendemain, neuf d'entr'eux étaient morts.

Si tu es obligée de le bercer pour l'endormir, n'imprime au berceau que des mouvements doux et lents, et cesse aussitôt qu'il dormira.

Ne lui donne pas l'habitude d'être promené pendant la nuit. Reste-t-il éveillé, pleure-t-il, laisse-le dans son berceau. Pourtant lorsque la violence, la persistance de ses cris te font penser qu'il est souffrant, qu'il a quelque besoin, vois s'il s'est sali, s'il a froid ; prends-le, dorlotte-le un moment sur tes bras, mais remets-le dans son lit, dès qu'il est nettoyé ou réchauffé, dès qu'il est redevenu calme.

Change les langes de ton enfant lorsqu'il sont mouillés; ne le laisse jamais croupir dans l'ordure. Lave les parties de son corps qui ont été en contact avec ses excréments. L'urine, bien loin de fortifier la peau des enfants, ainsi que le prétendent les bonnes femmes, l'irrite et l'enflamme.

Expose chaque jour le paillasson du lit à l'air et au soleil. Aies-en un de rechange, afin de ne pas te trouver dans la nécessité de te servir d'un paillasson encore humide. Les paillassons de balles d'avoine, de feuilles de maïs, se sèchent promptement.

Donne-lui une chemise blanche tous les deux ou trois jours, plus souvent, si celle qu'il porte est déjà malpropre. Chauffe-la pendant les premières semaines.

Pas de créatures plus difficiles à tenir propres que les enfants. Leur peau, pour peu qu'on les néglige, devient sale et se couvre de boutons, leur tête se couvre de crasse et de poux.

Lave de temps en temps la tête de ton fils avec de l'eau tiède. Si elle est couverte de crasse, ne crains pas de l'en dépouiller. Ne crois pas que c'est une humeur qui se reportera ailleurs. Mais pour que ton fils ne s'enrhume pas, ôte-la peu à peu, en plusieurs jours ; ôte-la en te servant d'un linge graissé de beurre frais.

Ces soins de propreté empêchent la multiplication des poux ; les bonnes femmes pensent que les poux sont utiles à la santé des enfants, ce n'est pas l'opinion du doc-

teur. Lorsqu'un enfant a beaucoup de poux , sa peau se
gerce , se couvre de croûtes, les glandes du col se tumé-
fient , il devient pâle , il dépérit. On détruit les poux , en
lavant les cheveux avec une décoction de fleurs d'absin-
the ou de feuilles de persil , et surtout en faisant un
emploi fréquent du peigne et de la brosse en racines de
buis.

La figure des enfants et leurs mains doivent être lavées
au moins chaque matin ; en hiver, et lorsqu'il n'ont encore que quelques semaines, on se sert d'eau tiède.

Il est même salutaire de laver souvent les enfants , de
leur laver tout le corps avec un linge mouillé ; les lavages les aguerrissent contre les intempéries des saisons,
les mettent à l'abri des rhumes , de la coqueluche , et
contribuent à leur donner une constitution plus robuste.
On se sert d'abord d'eau tiède ; puis, à mesure qu'ils se
fortifient , on diminue peu à peu la chaleur de l'eau , de
manière à les laver avec de l'eau froide lorsqu'ils ont
atteint l'âge de quatre à cinq mois. Deux précautions sont
alors à observer : la première de procéder au lavage avec
rapidité , la deuxième de ne pas les laver lorsqu'ils sont
couverts de sueur , ou bien aussitôt qu'ils sont réveillés ,
mais une demi-heure après, lorsqu'ils ont eu le temps de
perdre la chaleur du lit. Endurcis par les lavages fréquents, les enfants sont moins sujets aux rhumes, au
croup , ils grandissent pleins de force et de santé.

Lorsque ton enfant sera un peu plus grand , lorsque
l'été sera venu , fais-le baigner souvent dans de l'eau
chauffée au soleil. Il criera la première fois, peut-être la
deuxième, mais bientôt les bains seront pour lui un plaisir. Ces bains sont très salutaires. Soumet-on aux bains
dans l'eau chauffée au soleil, des enfants à la peau bla-

farde, aux membres grêles, à la mine malingre, après quelques semaines ils ne sont plus reconnaissables : leur peau est devenue rosée, leurs membres sont plus forts, et leur figure a pris un air de santé.

Ne néglige, ma sœur, aucun de ces soins. Tu ne pourras probablement laisser grande fortune à ton fils, laisse-lui au moins une bonne santé. La santé et l'habitude d'une bonne conduite sont la garantie la plus sûre contre la misère et le malheur.

LETTRE XXXVIII.

—

Joseph à sa Sœur.

HYGIÈNE DE L'ENFANCE.

COMMENT L'ON DOIT APPRENDRE AUX ENFANTS A MARCHER.
DE LA NÉCESSITÉ DES PROMENADES AU GRAND AIR.

Bien des enfants venus au monde droits et bien conformés deviennent, vers l'âge de huit à dix mois, cagneux et tortus. A quoi tient ce changement ? Il tient à la funeste habitude que l'on a généralement de les forcer à se tenir sur leurs jambes beaucoup plus tôt que leurs forces ne le permettent. Des mères essaient prématurément de faire marcher leur nourrisson en le mettant debout, en le soutenant par des lisières. Qu'arrive-t-il ? Si l'enfant ne marchait pas, c'est qu'il n'avait pas assez de vigueur, c'est que ses faibles jambes étaient incapables de soutenir son corps. Elles se courbent sous le poids.

Un enfant bien portant et vigoureux n'a pas besoin qu'on l'excite à se lever. Il fait de lui-même les premiers efforts. Tu attendras, ma chère sœur, ce moment avec patience, sans chercher à le hâter ; tu laisseras ton enfant se fortifier ; tu laisseras à ses jambes, qui doivent soutenir tout l'édifice, le temps d'acquérir un développement convenable. Il marchera peut-être un peu plus tard, mais il aura une marche assurée, il n'aura pas les épaules remontées par les lisières, et les jambes contournées.

Les lisières compriment la poitrine, la fatiguent, parce que l'enfant se repose naturellement sur l'appui qui lui est offert. Les chariots et les paniers roulants relèvent démesurément les épaules, en faisant l'effet de béquilles sous ces petites jointures si délicates et si disposées à prendre et à conserver les positions qu'on leur donne.

Garde-toi par conséquent des lisières, des chariots ou des paniers roulants. Quand ton fils aura atteint l'âge de quatre à cinq mois, tu le poseras à terre pendant les temps chauds, sur l'herbe ou sur un terrain sec ; pendant les jours froids ou humides, sur le sol recouvert d'une natte ou d'une vieille couverture. Tu le laisseras se rouler, frapper la terre avec ses petits talons, se traîner, aller à quatre pattes. Bientôt il essaiera de se redresser, et quand ses membres auront pris assez de force, il y parviendra en s'accrochant aux objets environnants. C'est alors qu'il faudra venir à son secours, lui présenter la main pour lui aider à marcher.

De cette manière, ton enfant te coûtera bien moins de temps et de fatigue. Lorsque tu auras éloigné tous les objets qui pourraient le blesser, tu pourras faire ton ouvrage sans avoir continuellement à veiller sur lui, et une fois qu'il aura commencé à marcher, quelques semaines de soins suffiront.

Dès aujourd'hui, fais en sorte de le promener souvent au dehors. Deux semaines se sont-elles écoulées depuis la naissance d'un enfant, on ne doit pas, à moins d'un temps très froid et humide, passer un seul jour sans le mener promener au grand air. Les jeunes plantes que l'on tient constamment dans les appartements, ou bien à l'abri du soleil, sont jaunes et languissantes. De même les enfants qui restent toujours renfermés, ceux qui demeurent dans un logement humide ou mal éclairé, sont pâles et faibles. Ils sont plus sujets aux *nouûres*, aux écrouelles, au carreau, à l'incontinence d'urine, etc.

Adieu ; ma femme et moi, nous t'embrassons de cœur.

LETTRE XXXIX.

—

Joseph à Pauline.

—

ÉCONOMIE DOMESTIQUE ET HYGIÈNE DE L'ENFANCE.
— DE LA SALLE D'ASILE. — PRÉCEPTES DIVERS SUR L'ÉDUCATION DES ENFANTS.

Je te recommande, ma sœur, d'envoyer ton enfant à la salle d'asile lorsqu'il aura atteint sa troisième année. Ce genre d'établissement est fécond en bienfaits pour les classes ouvrières. Recevant pendant tout le jour les enfants en bas-âge, il permet aux mères de vaquer sans inquiétude aucune à leur travail, à leurs occupations ordinaires.

Dans les villes, avant la création des salles d'asile, une partie des parents gardaient auprès d'eux leurs enfants. Les pauvres petits restaient enfermés des journées entières dans des chambres le plus souvent peu spacieuses et mal

aérées ; ils pouvaient à peine bouger, sans être répri-
mandés. A la salle d'asile, ils peuvent maintenant, pendant la plus grande partie de la journée, se laisser aller
librement à leur vivacité, prendre l'exercice nécessaire
à leur développement. Le temps est-il beau ? ils courent,
ils dansent, ils sautent, au milieu d'un préau proprement
sablé, exposé au soleil. Le temps est-il pluvieux ? ils
jouent dans une salle vaste et bien aérée.

Une autre partie des parents laissaient leurs enfants
vaguer au milieu des rues, en proie aux accidents, aux
mauvais coups, aux maladies contagieuses. A la salle
d'asile, ces dangers n'existent pas pour eux. Les enfants
qui abusent de leurs forces sont momentanément tenus à
l'écart, punition suffisante pour les corriger. Ceux qui
sont atteints par une maladie qui peut se communiquer, ne sont pas admis.

La surveillance des directrices de la salle d'asile ga-
rantit encore les enfants contre une contagion dont les
effets sont plus funestes, celle des mauvaises habitudes.
Il est une chose à laquelle la plupart des parents ne pensent pas assez. A cet âge si tendre, à cet âge d'innocence,
il est déjà beaucoup d'enfants dangereux pour les autres.
Si tu as à cœur de conserver à ton enfant une vigoureuse
santé, ne le laisse jamais des heures entières avec d'autres enfants sans les surveiller ; si cela est possible, fais-
le coucher seul, et garde-le de la fréquentation de personnes ayant des mœurs suspectes.

Dans la maison paternelle, les enfants, plutôt par
désœuvrement que par besoin, demandent sans cesse à
manger. A table, les parents, cédant à leurs importu-
nités, leur donnent de toutes les boissons, de tous les
aliments, qu'ils conviennent ou ne conviennent pas à
leur âge, café, liqueurs, charcuterie, ragoûts épicés, etc.

C'est un grand tort, car si une nourriture abondante est nécessaire à leur croissance, s'il est bon qu'ils fassent quatre et même cinq repas par jour, des aliments pris en trop grande quantité, sans besoin et à toute heure, leur surchargent et leur affaiblissent l'estomac. A la salle d'asile, les repas se font à heure fixe ; les enfants étant continuellement occupés, ils attendent sans impatience. Les paniers aux provisions sont passés en revue, et purgés des aliments de mauvaise qualité.

La première instruction est la plus difficile à donner aux enfants ; une attention soutenue n'est pas de leur âge. A la salle d'asile, on leur apprend les éléments de la lecture, du calcul, de l'histoire, mais c'est en les amusant au moyen de gravures, en accompagnant les leçons de chant et d'exercices gymnatiques. On s'attache moins à former leur mémoire qu'à former leur caractère, qu'à éloigner d'eux les circonstances nuisibles à leur constitution et à leur santé.

C'est aux mères de famille à leur continuer, lorsqu'ils sont rentrés auprès d'elles, les soins et les bons exemples qu'ils recoivent à la salle d'asile. Qu'elles les rendent bons et valides, si elles veulent être assurées de trouver plus tard en eux de solides bâtons de vieillesse.

Adieu, ma sœur ; nos caresses à notre petit neveu.

CHAPITRE XXXX.

—

CONSEILS SUPPLÉMENTAIRES SUR L'HYGIÈNE DE L'EN-
FANCE ET DE L'ADOLESCENCE. — DE LA FRAYEUR.
DES CORRECTIONS. — DES TRAVAUX TROP PÉNIBLES
OU TROP PROLONGÉS. — DES VICES.

Les lettres de Joseph ont passé sous silence plusieurs préceptes importants relatifs aux enfants et aux jeunes gens ; je regarde comme un devoir de réparer ces omissions. J'adresserai mes conseils aux mères de famille.

Ne frappez jamais vos enfants. Dans un moment d'impatience, on ne mesure pas ses coups, et la main d'une personne âgée est lourde pour un enfant.

Gardez-vous de les effrayer, en les menaçant du *loup garou*, de *Croquemitaine* ; ils deviendraient peureux, et plus tard, si quelque mauvais plaisant leur causait de la frayeur, ils courraient risque d'être atteints de l'épilepsie, en d'autres termes du mal caduc. Ne les punissez pas en les enfermant dans une chambre noire ; accoutumez-les au contraire à ne pas craindre l'obscurité.

Ne vous hâtez pas de faire de vos fils des savants, d'apprendre à vos filles à coudre et à faire des bas ; ne les retenez jamais de longues heures sur une chaise ; laissez-les long-temps jouer, courir et sauter. Les enfants, dont l'intelligence a été développée par des études prématurées n'ont jamais le corps bien robuste ; les jeunes filles qui sont de bonne heure habiles à manier l'aiguille sont rarement les mieux portantes.

Qu'ils n'aillent pas trop jeunes à l'atelier, et surtout qu'ils ne travaillent pas pendant des journées entières. Tant que les enfants n'ont pas pris tout leur développement, il faut que le travail soit modéré et n'augmente que progressivement.

On laisse un jeune cheval errer en liberté dans les pâturages, jusqu'à ce qu'il ait acquis sa croissance. On ne l'attelle pas, ou bien ce n'est que pour quelques instants ; on craindrait, en le soumettant à des travaux pénibles, de nuire à son développement, à la beauté de ses formes. Et quand il s'agit des enfants, à peine ont-ils atteint la moitié de leur croissance, que déjà on les renferme dans les ateliers, on les assujétit à des travaux excessifs.

L'exercice, un travail de quelques heures, augmentent les forces des jeunes gens, mais les travaux pénibles ou de trop longue durée produisent un effet tout opposé. Ils les épuisent, ils retardent, ils empêchent leur complet développement.

Ne les envoyez donc pas dans les ateliers dont les maîtres n'ont aucune sollicitude pour les enfants qui leur sont confiés, qui exigent de leurs apprentis un travail au-dessus de leur âge, et à la moindre faute, pour peu que leur courage et leurs forces faiblissent, les accablent de coups.

Evitez avec plus de soin encore les ateliers où règne la licence. N'entendant que des paroles obscènes, des chansons déshonnêtes, les enfants y perdent tout sentiment de décence et de moralité. Obéissant au penchant de leur âge, qui les porte à imiter ceux qui sont au-dessus d'eux, ils ne tardent pas à jouer, à fumer, à boire... Ils ne sont pas encore sortis de l'adolescence, qu'ils ont déjà toutes les habitudes des hommes, qui plus est, des hommes odieux. En retour, à peine arrivent-ils à l'âge mûr, si tant est qu'ils y arrivent, qu'ils ont déjà toutes les infirmités de la vieillesse.

Les passions sont comme ces vers rongeurs qui, se logeant dans l'intérieur des fruits, en hâtent la maturité, mais aussi les font tomber de meilleure heure.